Künstlerisches Tanzen als wesentliches Element
eines ganzheitlichen Unterrichts

Europäische Hochschulschriften

Publications Universitaires Européennes
European University Studies

Reihe XI
Pädagogik

Série XI Series XI
Pédagogie
Education

Bd./Vol. 765

PETER LANG
Frankfurt am Main · Berlin · Bern · New York · Paris · Wien

Christine Frisch

Künstlerisches Tanzen als wesentliches Element eines ganzheitlichen Unterrichts

Dargestellt in der Arbeit mit sprachbeeinträchtigten Kindern

PETER LANG
Europäischer Verlag der Wissenschaften

Die Deutsche Bibliothek - CIP-Einheitsaufnahme

Frisch, Christine:

Künstlerisches Tanzen als wesentliches Element eines ganzheitlichen Unterrichts : dargestellt in der Arbeit mit sprachbeeinträchtigten Kindern / Christine Frisch. - Frankfurt am Main ; Berlin ; Bern ; New York ; Paris ; Wien : Lang, 1999
(Europäische Hochschulschriften : Reihe 11, Pädagogik ; Bd. 765)
Zugl.: Köln, Univ., Diss., 1998
ISBN 3-631-34039-7

Gedruckt auf alterungsbeständigem,
säurefreiem Papier.

D 38
ISSN 0531-7398
ISBN 3-631-34039-7

Printed in Germany 1 2 4 5 6 7

gewidmet

James Saunders

Danken möchte ich all denjenigen, die durch ihre Unterstützung dazu beigetragen haben, daß diese Arbeit entstehen konnte.

Würdigen möchte ich die Arbeit des Tänzers, Choreographen und Lehrers James Saunders. Die Begegnung mit ihm trug wesentlich zum Entstehen dieser Dissertation bei, zum einen durch seine Art, Tanz zu vermitteln und mein Interesse dafür zu wecken, und zum anderen, indem ich mich angesprochen fühlte, selbst Entdeckungen zu machen und für mein Lernen verantwortlich zu sein. Sowohl als Lehrer als auch als Freund inspirierte er mich sehr. Er verunglückte tödlich während einer Tanzperformance 1996.

Danken möchte ich:
meinem Doktorvater Herrn Prof. Dr. Jörg Fengler für die Impulse in den von ihm geleiteten Kolloquien und in Gesprächen. Im besonderen Maße schätzte ich seine Begleitung meiner Arbeit, die sich auszeichnete durch Achtung vor meinen Gedanken und seine anteilnehmende und immer wieder ermunternde Unterstützung.

Herrn Professor Dr. Manfred Grohnfeldt, der mir als Vertreter der Sprachbehindertenpädagogik wertvolle Hinweise gegeben hat,

Herrn Alois Schindler, der mich geduldig bei der Formatierung der Arbeit unterstützte,

Frau Dr. Liesel Quambusch, Frau Irene Wielpütz und Herrn Kajo Nelles für das Korrekturlesen und die damit verbundenen Anregungen,

meinem Vater Günther Frisch und seiner Frau Elisabeth für ihre fürsorgliche Unterstützung

sowie allen Frauen und Männern, mit denen ich während der Entstehung der Dissertation getanzt habe und vieles erfahren und entdecken konnte, was meine Arbeit mit den Kindern bereicherte.

Inhaltsverzeichnis

1. Einleitung

Tanz hat die Menschen durch Jahrhunderte bis in die heutige Zeit begleitet. Mit deren Entwicklung hat auch der Tanz sich in Schritten, Gesten, Raumformen, Rhythmen und Ausdrucksweisen verändert und sich in unterschiedlichen Gestalten dargestellt.

Um seine Verbindung mit ganzheitlichem Lernen aufzuzeigen, werde ich mit einem Überblick über die Entwicklung des Tanzes zu Beginn dieses Jahrhunderts und seine Einbindung in die Strömungen der Zeit beginnen. Sie lassen den Geist erkennen, der in unterschiedlichen Bereichen zur gleichen Zeit in verschiedenen Ländern zum Ausdruck kam und sich auch auf den Tanz ausgewirkt hat.

Mit dem Aufkommen des Modernen Ausdruckstanzes oder Kreativen Tanzes zu Beginn des 20. Jahrhunderts entfaltete sich eine Kunstform, die eher auf natürlichen Bewegungen beruhte als auf solchen eines bestimmten Stils, wie z.B. im Ballett, (vgl. Stinson 1988, 2). Diese Tanzrichtung hat entscheidend dazu beigetragen, daß er für das schulische Lernen Bedeutung gewinnen konnte. Ihren Anfang nahm diese Entwicklung in den USA, wesentlich beeinflußt durch Delsarte, dessen Arbeit gegen Ende des 19. Jahrhunderts bekannt wurde. Seine Intention war, die seelische und körperliche Bewegung wieder zu verbinden, die in den formalen Tänzen, vor allem dem Ballett, verlorengegangen schien. Durch seine Arbeit gab er der künstlerisch-ästhetischen Seite der Gymnastik, die als Vorläuferin des Ausdruckstanzes angesehen werden kann, wichtige Anregungen. Laban, der mit einem Schüler Delsartes studierte, griff diese Impulse wieder auf. Doch zunächst entwickelte Duncan, von diesen Ideen inspiriert, eine neue Art zu tanzen, mit der sie einen Gegenpart zu den stilisierten Formen des klassischen Balletts setzten wollte, und legte damit die Anfänge des modernen Tanzes. Durch Auftritte in Deutschland wurde ihre Arbeit bekannt, und sie trug wesentlich zur Entwicklung der deutschen Rhythmikbewegung bei, aus der sich der Deutsche Ausdruckstanz entwickelte.

Dalcroze, der als Vater der Rhythmikbewegung angesehen wird, gab für die Weiterentwicklung des modernen Tanzes wertvolle Anregungen. Er betrachtete den Körper wie ein Musikinstrument, das die Musik aufnehmen und sichtbar machen sollte, und machte damit wieder auf die

Verbindung von 'musikalischem Rhythmus' und 'körperlich-rhythmischer' Bewegung aufmerksam (vgl. Bannmüller/Röthig 1990, 25). Es entwickelten sich zwei Richtungen, eine mehr funktional ausgerichtete und eine rhythmisch-tänzerische, aus der von Wigman und Laban der Deutsche Ausdruckstanz entwickelt wurde. Laban kommen sowohl in pädagogischer als auch in theoretischer Hinsicht große Verdienste bei der Entwicklung des Tanzes im Rahmen der Erziehung zu. Er sah den Tanz nicht nur für den Künstler, sondern auch für den Laien und organisierte große Bewegungschöre mit ihnen. Seine Betonung der Selbständigkeit und Selbsttätigkeit des Kindes waren wichtige Impulse für die gymnastisch-tänzerische Erziehung, die innerhalb der Kunsterziehungsbewegung bedeutende Akzente setzte.

Zur gleichen Zeit wurde von Steiner, auf dem Hintergrund der Anthroposophie, die Eurythmie entwickelt, die ihre Wurzeln auch in der Rhythmusbewegung hat. Steiner verstand sie als neue Bewegungskunst, die er als 'beseeltes durchgeistigtes Turnen' bezeichnete. Die Körperbewegungen des Turnens oder Tanzens sollen aus dem physisch Leiblichen in den ätherischen Leib zurückgeschoben und was aus dem Menschen kommt, soll im Tanz abgestreift werden, damit der Schwung und der Rhythmus der Tanzlinie sichtbar werden können (vgl. Steiner 1986, 101f). Eurythmie möchte er auch zur Entfaltung der Sprache einsetzen, indem in der eurythmischen Bewegung die innere Erfassung eines Wortes sichtbar werden soll. Durch das Hineinfinden in die sichtbare Sprache der Eurythmie, glaubt er, "fühlen sie (die Kinder) das Wesen der Sprache in der menschlichen Organisation" (Steiner 1986, 93). Von den Inhalten her betrachtet, könnte dieser Ansatz für die Arbeit mit sprachbeeinträchtigten Kindern wie prädestiniert erscheinen. Um mit ihm zu arbeiten, ist es jedoch Voraussetzung die anthroposophische Idee zu vertreten sowie ihre Auffassung von Tanz.

Die Entwicklung im Tanz, die den Blick von den festgefügten Formen dem tanzenden Menschen zuwandte, war auch in vielen Wissenschafts- und Lebensbereichen anzutreffen. Die Menschen suchten nach Alternativen, in denen sie in einer Zeit der Industrialisierung menschliche Werte und Qualitäten wieder entdecken konnten.

In der Kunst fanden sie im Expressionismus neue Möglichkeiten, mit bildnerischen Mitteln eine subjektive Ausdruckssteigerung zu erreichen. Farben und Formen wurden eingesetzt, um seelisch-psychologische

Momente im Kunstwerk zu akzentuieren (vgl. Meyers 1973, Bd.8, 404). Die Pioniere des Ausdruckstanzes und der bildenden Kunst wandten sich nicht nur gegen die Tradition der überkommenen Kunstwerke, sondern hatten gleichzeitig die Vision von einer 'freieren menschlichen Gesellschaft'. So formulierte die Künstlergemeinschaft 'Brücke': "Mit dem Glauben an Entwicklung, an eine neue Generation der Schaffenden wie der Genießenden rufen wir alle Jugend zusammen und als Jugend, die die Zukunft trägt, wollen wir uns Arm- und Lebensfreiheit verschaffen gegenüber den wohlangesessenen älteren Kräften. Jeder gehört zu uns, der unmittelbar und unverfälscht das wiedergibt, was ihn zum Schaffen drängt" (Kolberg 1996, 23/24).

In der Pädagogik wurden Stimmen laut, die Zeit der Kindheit nicht als Durchgangsstadium zum Erwachsenen, sondern als gleichberechtigte Lebensphase zu sehen mit einem Anrecht auf eine umfassende, kindgerechte Bildung, für die sich die Vertreter der Reformpädagogischen Bewegung einsetzten. Diese schloß neben der Wissensvermittlung die Entfaltung der schöpferischen Kräfte des Kindes ein.

Auch in der Philosophie wurde begonnen, dem Wesen des Menschen nachzuspüren, was in die Entstehung der Existenzphilosophie mündete. Einflüsse auf die Pädagogik führten zur pädagogischen Anthropologie.

Diese Aufbrüche in vielen Lebensbereichen kamen in Deutschland während der nationalsozialistischen Zeit zum Stillstand, in der die Entwicklung und Entfaltung des schöpferischen Menschen dem Konformen weichen mußte. Viele Wissenschaftler, darunter Vertreter der Existenzphilosophie, Gestaltpsychologie und Psychoanalyse, emigrierten in die USA und trugen mit ihrem Gedankengut nach der 'Great Depression' 1929 zu der kulturellen und humanistischen Erneuerung bei, die mit der von Roosevelt eingeleiteten Wirschaftsreform, des 'New Deal' einherging. Aus diesen Ursprüngen formierte sich im Laufe der Jahre eine Bewegung um Maslow, die 1962 zur Gründung der Humanistischen Psychologie führte, auf deren Grundannahmen sich die Humanistische Pädagogik entwickelte. Begünstigt wurde diese Entwicklung durch das immer schneller fortschreitende technologische Wachstum, durch das die Menschen materiell versorgt und abgesichert, nach dem Sinn ihres Lebens zu fragen begannen. Sie erinnerten sich der humanistischen Ideale des 'New Deal' und waren offen für eine Orientierung humanistischer Werte (vgl. Quitmann 1985). Ihre Situation kann mit der der Menschen in Deutschland zur Zeit der Industrialisierung zu Beginn des 20. Jahrhunderts verglichen werden, die zur Entstehung der Existenzphilosophie und der Reformpädagogischen Bewegung führte.

Die Humanistische Pädagogik griff Impulse aus der Reformpädagogischen Bewegung wieder auf und machte es sich zur Aufgabe, das Kind als lernende Person in seinem geistigen, emotionalen und körperlichen Vermögen anzusprechen und somit zur Entwicklung seiner gesamten Persönlichkeit beizutragen. Große Bedeutung wurde dem Lernen durch Erfahrung beigemessen.

Eine humanistisch orientierte Pädagogik macht es möglich, neben den traditionellen Inhalten in der Schule Angebote aufzunehmen wie das Tanzen, die das Kind umfassend fördern können. In ihm vereinigt sich der Ausdruck des Menschen als leiblich-emotionales und geistiges Wesen. Von dieser Bestimmung her kann es als Möglichkeit angesehen werden, zu einem ganzheitlichen Lernen beizutragen.

Das in dieser Untersuchung dargestellte Künstlerische Tanzen, als Ausdruck des schöpferischen Gestaltens im Tanz, drückt seine Nähe zur Kunst aus als der "Äußerung der lebendigen Schaffenskraft im Menschen" (Scharrelmann 1966, 83). Darüber hinaus kann es als Element einer ästhetischen Erziehung betrachtet werden und zu einer ausgewogenen Bildung einen wertvollen Beitrag leisten.

1.1 Persönlicher Bezug zum Thema

Schon früh in meinem Leben hatte ich eine Beziehung zum Tanzen. Woher sie rührte, kann ich nicht mehr erinnern. Zurückblickend sehe ich mich als 12 Jährige durch die Bibliothek meines Heimatortes nach Büchern über Tanz stöbern. Zu Hause in meinem Zimmer tanzte ich für mich allein und probierte beschriebene Schritte und Tänze aus. Diese stille Liebe behielt ich für mich, zumal es auch keine Möglichkeiten gab, an einem Tanzunterricht teilzunehmen. So wuchs meine Tanzbegeisterung im Verborgenen. Zum ersten Ausbruch kam sie mit dem Eintritt in eine Tanzschule als Jugendliche. Im Laufe der Zeit entwickelte ich mich zu einer begeisterten Tänzerin. Heute weiß ich, daß dies damals eine Möglichkeit war, mich lebendig zu fühlen und mich auszudrücken. Ich sprach sehr leise, wurde oft nicht verstanden, und in einer größeren Gruppe war ich meistens sehr still. War ich allein, fiel mir so vieles ein, was ich hätte sagen wollen oder können. Jedoch in der Situation selbst, war mein Kopf leer. Darunter litt ich sehr. Alle Schüchternheit und Zurückhaltung, die mich sonst in meinem Leben bestimmte, waren beim Tanzen verschwunden. Bedingt durch mein Studium, siedelte ich nach Köln und räumte dem Tanzen keinen Platz mehr ein. Während dieser Jahre entwickelte ich Gehbeschwerden, die immer häufiger auftraten, bis sie mich für einige Zeit ganz bewegungsunfähig machten. Angeregt durch eine Kollegin, machte ich meine ersten Erfahrungen mit der Humanistischen Psychologie im Rahmen von TZI-Seminaren (1979-1981). Darauf aufmerksam gemacht, daß diese Beschwerden einen psychosomatischen Hintergrund haben könnten, nahm ich Ende 1979 Kontakt zu einer Therapeutin auf. Durch diese Arbeit erwachte meine alte Liebe zum Tanz wieder, und ich nahm an Techniktrainings teil, bis ich 1982 durch Zufall auf ein Projekt stieß, das gerade von James Saunders, einem Tänzer und Choreographen, entwickelt worden war und mich nachhaltig prägen sollte. Es wurden nicht, meinen Vorstellungen entsprechend, Vorgaben gegeben, die ich nachtanzen konnte, sondern ich war angesprochen, mich mit meinen Ideen und Möglichkeiten einzubringen. Im Rahmen vorgegebener Themen wurde ich angeregt, mit meinen Bewegungsmöglichkeiten zu experimentieren, zu improvisieren und kleine Choreographien, allein und mit anderen, zu entwickeln. Das Programm endete mit einer Aufführung vor geladenen Gästen. Obwohl ich große Angst hatte, mich darauf einzulassen, fühlte ich, daß es eine große Herausforderung war, und begann mich zu engagieren. Ich erlebte mich voller Energie, sprudelte über vor Ideen und war wach und interessiert an allem, was um mich herum geschah. Im Rückblick war diese Entscheidung ein Wendepunkt in meinem Leben. Ich fühlte mich angenommen so, wie ich war, und was ich tat entsprach meinen Möglichkeiten, und es war gut. Diese Atmosphäre ermöglichte es mir, Vertrauen zu mir und zu meinem Können zu finden, das ich im Tanzen entfalten konnte.

Seit diesem Projekt bin ich dem Tanzen verpflichtet, und es hat einen festen Platz in meinem Leben. Das Improvisieren nahm immer einen besonderen Stellenwert ein. Unmittelbar nach dem Projekt schrieb ich mich für regelmäßige wöchentliche Tanzseminare in Körperarbeit und in unterschiedlichen Tanztechniken ein, nahm an Seminaren der Laban School in

London teil und arbeitete einige Jahre, in Kompaktseminaren, mit Rosalia Chladek, einer alten deutschen Ausdruckstanzpädagogin. Etwa zur gleichen Zeit beendete ich die Arbeit mit TZI und begann eine mehrjährige Ausbildung in Gestalt- und Bewegungstherapie am Fritz Perls Institut. In dieser Kombination sah ich eine Möglichkeit, meine Freude am Tanzen und der Bewegung mit meinem Interesse an der Humanistischen Psychologie zu verbinden, zumal ich in ihrer Theorie Vieles wiederfand, was ich im Praktischen erfahren hatte. Diese Arbeit lief parallel mit meinen Seminaren bei den Tanzprojekten Köln, und mir wurde deutlich, daß mein Schwerpunkt nicht im klinischen Bereich liegt, sondern mehr im tänzerisch-kreativen, auf den ich mich ausschließlich seit 1987 konzentriere. Nach dem Kennenlernen unterschiedlicher Techniken und Stile konzentrierte ich mich auf die Schwerpunkte Körperarbeit, die in dieser Arbeit Inhalt der Bewegungslehre ist, Improvisation und klassisches Ballett. In der Körperarbeit lerne ich meinen Körper mit seinen Bewegungsmöglichkeiten kennen, was mit einer intensiven Beschäftigung der Anatomie verbunden ist, in der Improvisation spiele und experimentiere ich mit diesen Möglichkeiten, und im klassischen Ballett bringe ich sie in Verbindung mit vorgegebenen Formen und kann erfahren, daß das Wissen über meinen Körper mich unterstützt, sie auszuführen.

Bei all dieser Arbeit stand und steht nicht das Beherrschen der Technik im Vordergrund. Technik ist immer mit mir als Person, die sie ausführt, verbunden. Gerade im klassischen Ballett, in dem Positionen und Schritte oft so formal erscheinen, lernte ich, daß z.B. nicht die Bewegung des Beines entscheidend ist, sondern die Beziehung zu meinem ganzen Körper und meiner Einstellung und Beteiligung, die diese Bewegung hervorbringt. Dieses Lernen verdanke ich James Saunders, in dem ich einen sehr erfahrenen und immer noch selbst entdeckenden und lernenden Lehrer fand.

Wie eine Leitlinie hat sich das Tanzen durch mein Leben gezogen und mir ermöglicht zu fühlen, daß ich bin. Im Laufe dieser Jahre traten meine Gehbeschwerden immer seltener auf, bis sie schließlich gänzlich verschwanden. Meine Stimme gewann an Volumen, was vor dem Tanzen trotz mehrerer Stimmtrainings nicht gelungen war, und ich fand Worte zu reden, auch in einer größeren Gemeinschaft. Es blieb nicht aus, daß ich meine Liebe zum Tanzen mit in meine Arbeit in der Schule nahm und begann, mit den Kindern zu tanzen. War es denn ein Zufall, daß ich, selbst lange Zeit in gewissem Sinne sprachlos, meine Arbeit mit sprachbeeinträchtigten Kindern wählte? Auf dem Hintergrund meiner Erfahrung und meines Lernens reifte die Überzeugung, daß ich die Kinder durch Tanzen in ihrer Entwicklung unterstützen kann. Im Laufe der Jahre entstand dann die Idee und Motivation, diese Arbeit zu entwickeln und darüber zu schreiben.

1.2 Gegenstand und Aufbau der Arbeit

Gegenstand dieser Arbeit ist, Künstlerisches Tanzen als Element eines ganzheitlichen Unterrichts mit sprachbeeinträchtigten Kindern darzustellen. Obwohl Tanz immer eine Bedeutung im Leben der Menschen hatte, kommt ihm im Rahmen des Unterrichts in den Schulen kaum Bedeutung zu. Es ist mein Anliegen, aufzuzeigen, daß Tanzen wesentlich zur persönlichen Entwicklung und dem Lernen der Kinder beitragen kann und daher in den schulischen Fächerkanon einbezogen werden sollte.

Im Zentrum dieser Untersuchung steht der Unterricht mit sprachbeeinträchtigten Kindern, für die Tanzen in seiner Bedeutung als Sprache eine weitere Möglichkeit darstellen kann, sie in der Entfaltung ihrer Lautsprache, auf dem Hintergrund ihrer Persönlichkeitsentwicklung, zu unterstützen, wobei dem Ausdruck von Sprache eine wesentliche Bedeutung zukommt.

Die Arbeit gliedert sich in einen theoretischen und einen experimentellen Teil. Dem theoretischen Teil ist das Kapitel 1 mit der Einleitung vorangestellt.

In Kapitel 1 wurde eine kurze geschichtliche Entwicklung des Tanzes zu Beginn des 20. Jahrhunderts und seine Einbindung in die gesellschaftlichen Veränderungen dieser Zeit gegeben, die schließlich zur Gründung der Humanistischen Psychologie und Humanistischen Pädagogik führten. Dadurch wurden Möglichkeiten eröffnet, Tanzen heute als Unterrichtsfach in die Curricula zu integrieren. Dieser Darstellung folgte mein persönlicher Bezug zum Thema und die Formulierung der Fragestellung in Kapitel 2.

Um die Verknüpfung von Tanzen und ganzheitlichem Lernen zu verdeutlichen, werden im theoretischen Teil Ansätze dargestellt, die zu einem ganzheitlichen Lernen hinführten und sich im Tanzen widerspiegeln.

Das Thema Tanz wird immer spezifischer, in Beziehung zu dieser Untersuchung, wiederkehren.

In Kapitel 3, das den theoretischen Teil einführt, erfolgt eine Wesensbestimmung des Tanzes, die deutlich werden läßt, daß Tanzen den gesamten Menschen umfaßt. Daran schließt sich Kapitel 4 an, das sich mit Impulsen beschäftigt, die zu einem ganzheitlichen Lernen führten. Ausgehend von der Reformpädagogischen Bewegung unter Berücksichtigung der Kunsterziehungsbewegung, der Existenzphilosophie und Phänomenologie sowie der philosophischen Anthropologie, wird auf die Humanistische Psychologie eingegangen. Daran schließt sich unter Berücksichtigung der Ansätze einer personenzentrierten Pädagogik, alternativen Pädagogik sowie der Gestaltpädagogik deren Umsetzung in der Pädagogik an.

Die in der Existenzphilosophie für das Menschsein wichtig erachteten Werte ziehen sich wie ein Leitfaden durch die Arbeit. Sie sind in der Humanistischen Psychologie wieder anzutreffen, prägen die Humanistische Pädagogik und finden schließlich im Künstlerischen Tanzen ihren Ausdruck, auf das in Kapitel 5 mit Bezug auf ganzheitliches Lernen und als Element eines ganzheitlichen Unterrichts eingegangen wird.

Kapitel 6 hat die Pädagogik des sprachbeeinträchtigen Kindes zum Gegenstand. Um das Ausmaß der beeinträchtigten Sprache für das Kind ermessen zu können, wird zunächst auf die Bedeutung der Sprache in ihrer Funktion als Ausdruck des Menschen eingegangen. Daran schließt sich die Darstellung Künstlerisches Tanzen mit sprachbeeinträchtigten Kindern und deren Förderung an.

Im darauffolgenden Kapitel 7 wird das Einbeziehen von Tanzen in die schulische Arbeit untersucht im internationalen Vergleich des deutschsprachigen Raumes, Englands und den USA, sowie auf benachbarte Ansätze eingegangen.

Der theoretische Teil der Arbeit wird mit einer Zusammenfassung in Kapitel 8 abgeschlossen.

An die theoretische Untersuchung schließt sich der empirische Teil der Arbeit an, der mit Kapitel 9 beginnt, der Aufstellung der für die Untersuchung relevanten Hypothesen. In den Kapiteln 10, 11 und 12 folgt die Darstellung der Untersuchungsmethodik, der geplante Verlauf sowie die Beschreibung der Durchführung. In Kapitel 13 werden die Ergebnisse dargestellt und in Kapitel 14 erfolgt die Diskussion der Ergebnisse. In Kapitel 15 folgen die abschließende Zusammenfassung und Folgerungen.

2. Fragestellung

Es ergibt sich folgende Fragestellung:

Hat das Einbeziehen von Künstlerischem Tanzen, im Rahmen eines ganzheitlichen Unterrichts, wesentlichen Einfluß auf die Persönlichkeitsentwicklung des Kindes, die unter anderem ihren Ausdruck in seiner Selbstsicherheit, seiner körperlichen Beweglichkeit sowie in seinem sprachlichen Ausdruck findet?

3. Phänomen Tanz

Die Bilder, die sich bei der Vorstellung Tanz einstellen, sind sehr vielfältig. Bei jedem Menschen sind sie unterschiedlich, da sie von seinem Erleben von Tanz geprägt sind. Mit Worten können die Schritte und Gesten des Tanzenden, seine Bewegung im Raum und in der Zeit, die den Tanz sichtbar machen, beschrieben werden. Doch sie allein treffen noch nicht das Wesen des Tanzes. Dies erklärt auch die unterschiedlichen Vorstellungen von Tanz. Was macht dieses Wesen aber nun aus? Immer wieder wurde versucht, es zu ergründen, doch seine Erscheinungsweisen sind so mannigfaltig, "die Sprache zu arm und der Tanzgehalt zu reich, um ihn in einer Metapher fassen zu können" (Günther 1962, 8).

So glaubt Günther, daß Tanz nur 'antlitzhaft' zu begreifen ist und sein 'Antlitz' der Bewegungsausdruck ist (Günther 1962, 8). Straus fragt, ob er "als Vorgang im Organismus oder als Verhalten eines Lebewesens zur Welt zu verstehen" ist (Straus 1956, 246)? Für Schoop ist er "ein persönlich geschaffener Stil körperlicher Bewegung, der das Wesen des Menschen zeigt" (Schoop 1981, 7). Wigman versteht ihn als "eine lebendige Sprache, die vom Menschen gesprochen wird und vom Menschen kündet" (Wigman 1986, 10), und Buytendijk bezeichnet ihn als die "erste Sprache des Menschen, die Ursprache, die aus dem Leben quillt" (Buytendijk 1955, 52).

Diese Aussagen verdeutlichen, daß Tanz über die körperlich sichtbare Bewegung des Tanzenden hinausgeht und auf den tanzenden Menschen hinweist. Tanz fassen zu wollen wird auch dadurch erschwert, daß er nicht festgehalten werden kann. Er ereignet sich im Moment, der unmittelbar danach schon wieder vergangen ist, im Gegensatz zu Werken wie in der bildenden Kunst oder der Literatur, die die Zeit überdauern. "Each phase of the performance fades away almost immediately after it has appeared" (Laban 1980, 7).

Obwohl er nicht zu fassen und lange nicht zu überliefern war, spielte er im Leben der Menschen immer eine bedeutsame Rolle. Von Anbeginn war er eng mit ihrem Leben verflochten und begleitete sie. Im Tanz erlebten sie ihre Zusammengehörigkeit und schöpften Kraft und Vertrauen für ihre Unternehmungen, artikulierten ihre Wünsche und Ängste, kommunizierten mit der Natur etc. Jeder Anlaß konnte in ihm dargestellt werden (vgl. Kraus 1981, Wosien 1974). Entscheidend war jedoch nicht die

Form, sondern vielmehr, was die Menschen in dieser Form darstellen und ausdrücken konnten. Dabei standen die körperlichen Bewegungen lediglich als Medium im Dienste der Kommunikation.

Nicht nur das Mitteilen, in der ältesten Sprache, war bei diesen Tänzen in erster Linie von Bedeutung, sondern sie können auch als die älteste Kunst des Menschen betrachtet werden, denn bevor der Mensch noch seine Lebenserfahrungen durch äußere Materialien zum Ausdruck brachte, tat er dies mit seinem Körper (vgl. Wosien 1974, 8). Fowler vermutet: "It may be the most humanistic and humanizing of the arts, because it uses the body itself as its expressive instrument. ... In the act of affirming und uplifting the self, dance reminds us that the mind is the body, that, indeed, the body is the primal instrument of life. Dance is a way to feel what it is to be human and to be alive" (Fowler 1977, 2).

Tanz, betrachtet als Kunst, teilt mit anderen Formen der Kunst, wie z.B. Malerei und Musik, den Prozeß des Hervorbringens, das Darstellen und das Würdigen, was auch wesentliche Elemente des Lernens im allgemeinen sind. Jedoch im Gegensatz zur Malerei oder Skulptur ist er nicht an einen Ort gebunden, sondern "eine sich in Raum und Zeit 'bewegende' Kunst" (Hubert 1993, 87). Auch Günther bezeichnet ihn als eine 'Raumkunst', wobei die Körperlichkeit im Umraum sichtbar wird und das Magische im Klangraum, und stellt mit ihrer Aussage seine Bezogenheit zur Musik her (vgl. Günther 1962, 132).

Mit der Musik, die ja ein wesentliches Moment im Tanz darstellen kann, hat er gemeinsam, daß sie sich nicht in einer festen Form offenbaren, sondern als sich in der Zeit 'entfaltende Gestalten', die sich im Rhythmus und Takt offenbaren und den Lauschenden wie den Tanzenden ergreifen können (vgl. Buytendijk 1955, 51f). Etwas geschieht, ungeplant, ohne Absicht, aus einer inneren Bewegung heraus und wird erlebt. Zu diesem Anrühren gesellt sich das Expressive, das in Schritten und Gesten das innere Bewegtsein mitteilt. So wird das Rhythmuserleben nicht nur passiv und intentionslos erfahren. "Denn das Zustandekommen eines subjektiven Rhythmus ist immer erst dann möglich, wenn dem Erleben das 'Aufmerken' gegenübertritt" (Röthig 1990, 59). Das heißt, daß das rhythmische Verhalten des Menschen zugleich emotional und intentional ist.

Rhythmus initiiert Bewegung nicht nur, sondern schafft auch die zeitliche Ordnung, die im Tanz zur 'Erlebniszeit' wird (Günther 1962, 131). Diese tut sich kund in der Bewegungsgeschwindigkeit, der Dauer und der

Abfolge. Zeiterleben wird mitvermittelt durch die Qualität der Bewegung, die durch die Energie und Kraft bestimmt wird. Der Einsatz der Kraft bestimmt den Ausdruck, so daß sie ein Hinweis auf die Gefühle des Tanzenden geben können. Laban spricht von 'effort', was mit Bewegungsantrieb übersetzt wird. Er betont den ausgewogenen Gebrauch der Antriebsaktionen, da ein Ungleichgewicht das Wohlbefinden und das Leistungsvermögen beeinträchtigt. In jeder Form von seelischem oder intellektuellem Ausdruck finden sich die elementaren Antriebsaktionen. In ihrer Projektion nach außen können sie Aufschluß über den inneren Zustand eines Menschen geben (vgl. Laban 1984, 68f). Diese Möglichkeit nutzt die Tanztherapie.

Dem Umfeld in unserem Leben entspricht im Tanz der Raum. Wo immer sich der Körper befindet, ist er von Raum umgeben. Jede Bewegung wird durch eine Form im Raum sichtbar und dadurch mitteilbar. Dieser Raum wird mehr durch symbolische Raumqualitäten wie Weite, Tiefe, Höhe bestimmt als durch den objektiven Raum mit seinen Größen.

Laban unterscheidet den 'persönlichen Raum', die Kinesphäre, und den 'allgemeinen Raum'. Die Kinesphäre umgibt die Person wie eine Kugel, deren gedachte Innenwand sie mit ihren ausgestreckten Gliedmaßen erreichen kann. Die Person dehnt den Raum aus, indem sie sich streckt, oder sie kann ihn zusammenziehen, indem sie sich klein macht. Dieser Raum bewegt sich immer mit ihr. Sie trägt ihn mit sich herum wie eine Hülle, die sie umgibt. Außerhalb dieses persönlichen Raumes befindet sich der 'allgemeine Raum'. Dies ist der Raum, den der einzelne mit anderen teilt (vgl. Laban 1984, 100).

Diese Darstellung macht deutlich, daß beim Tanzen ein wesentliches Moment hinzukommt, was es von anderen Arten der Bewegung wie Gymnastik und Sport unterscheidet. In diesen Bereichen dient die Bewegung der Beherrschung des Körpers. Im Tanzen jedoch geht sie über das Funktionale hinaus und verweist auf den Menschen, der seine Bewegung in Form von Schritten und Gesten zu den Rhythmen der Musik als expressive und kreative Sprache gebraucht (vgl. Russel 1975, 1). Sein Körper wird zum 'Instrument' der Bewegung. Je feiner dieses Instrument gestimmt ist, um so fließender wird die Verbindung zwischen seinem körperlichen Tun, Empfinden und Vorstellen, so daß sich das Wesen des Tanzes im Mitteilen seines sinnhaften Erlebens in Verbindung mit der Musik und der gestaltenden Bewegung im Raum offenbaren kann.

4. Impulse auf dem Weg zu einem ganzheitlichen Lernen

Ganzheitliches Lernen umfaßt den Menschen in seiner intellektuellen, emotionalen und physischen Bildung, die immer in Beziehung zu seiner Umwelt gesehen wird. Die einzelnen Bereiche sind gleichberechtigt nebeneinander und stehen in fließender Verbindung untereinander. Bis zu Beginn des 20. Jahrhunderts wurde vor allem die intellektuelle Wissensvermittlung betont. Dem lernenden Kind als eigenständiger Persönlichkeit wurde kaum oder gar keine Beachtung geschenkt. Durch Kontrolle, Züchtigung und Lernstoff sollte es zu einem leistungsfähigen Bürger herangebildet werden. Dieses Verständnis begann sich etwa zur Wende vom 18. zum 19. Jahrhundert zu wandeln. Vor allem Rousseau und Pestalozzi begannen das Kind in einem anderen Lichte zu sehen. Sie erkannten es als selbständige Persönlichkeit mit eigenen Werten und Rechten an und orientierten sich an seinen Fähigkeiten, die sie unterstützen wollten. Beide können als die Wegbereiter der Reformpädagogischen Bewegung angesehen werden, die dieses Menschenbild aufgriff und in die pädagogische Arbeit in der Schule einbezog (vgl. Scheibe 1994, 3).

4.1 Reformpädagogik und Kunsterziehungsbewegung

Entscheidenden Einfluß auf das Entstehen der Reformpädagogischen Bewegung hatte die Lebensphilosophie, eine Bewegung, die sich auf das ganze geistige Leben auswirkte, so auch auf die Pädagogik. Ihr wesentlicher Grundgedanke war das Verstehen des Lebens als schöpferische Bewegung. Der Mensch, selbst Teil dieser schaffenden Kraft, war zur Entfaltung seiner eigenen schöpferischen Kräfte aufgefordert (vgl. Bollnow 1983, 12), Gedanken, die von der Reformpädagogischen Bewegung aufgenommen wurden.

Als Auftakt der Reformpädagogischen Bewegung bezeichnete Scheibe das Erscheinen des Buches 'Das Jahrhundert des Kindes' von Ellen Key. (vgl. Scheibe 1994, 53). Darin setzte sie sich für die Rechte des Kindes ein und forderte schul- und bildungspolitische Reformen. Durch die Erziehung sollten, die in jedem Kind ruhenden schöpferischen Kräfte zur Entfaltung kommen können (vgl. Key 1905).

Etwa zur gleichen Zeit setzten sich Menschen in verschiedenen Ländern für das Kind und seine Bildung ein: Tolstoi in Rußland, Montessori in Italien, Dewey in den USA, Decroly in Belgien, Otto und Kerschensteiner in Deutschland, um nur einige zu nennen. So ist die Reformpädagogik als internationale Bewegung anzusehen, in der sich unterschiedliche pädagogische Ansätze vereinigten, die in einem internationalen Beziehungsgeflecht standen. Im Mittelpunkt stand das Kindsein als ein Modus des menschlichen Seins (vgl. Langeveld 1968, 3). Ihr Leitthema war die Entfaltung der schöpferischen Kräfte im Kind. Sie war keine eigentliche Schulbewegung, sondern ihr ging es um eine "Erneuerung des Menschen und seiner Formen der Lebensgestaltung durch das Medium der Erziehung und Bildung" (Röhrs 1994, 68). Zur Verwirklichung ihrer Ziele wurde die Schule ihr wichtigster Ansatzort.

Ihre Vertreter richteten sich gegen die Einseitigkeit einer 'Lern-, Lehrer- und Wissensschule' (vgl. Röhrs 1991, 142) und strebten eine Bildung des Menschen an, die nicht mehr nur das Wissen, sondern die Entfaltung der gesamten Person umfassen sollte. Besondere Bedeutung wurde den schöpferischen Kräften des Kindes beigemessen. Die Einzigartigkeit dieser Kräfte zeigt sich vornehmlich im künstlerischen Ausdruck wie Malen, Musizieren und Tanzen. Diesem Ausdruck widmete sich die Kunsterziehungsbewegung, die von Lichtwark ins Leben gerufen wurde und am Anfang der Reformpädagogischen Bewegung anzusiedeln ist. Auf den drei Kunsterziehungstagen mit den Themen: Bildende Kunst (1901), Sprache und Dichtung (1903) sowie Musik und Gymnastik (1905) sollte über ein neues Unterrichtsprinzip beraten werden, das die ganze Erziehung betraf und nicht einzelne Unterrichtsgegenstände (vgl. Lichtwark 1929, 120).

Gemeinsames Anliegen war, "daß die kunsterzieherische Zielstellung umgreifend sein muß und sich keineswegs auf den Kunst- oder Zeichenunterricht beschränken darf" (Röhrs 1994, 83). Ihr wichtigstes Ziel sah sie in der "Weckung und Entfaltung der schöpferischen Kräfte im Kinde" (Röhrs 1994, 98) sowie darin, diese in einen freien gestalterischen Prozeß zu überführen, wie sie im Zeichnen, Musizieren, Werken, Theaterspielen, Tanzen u.a. zum Ausdruck kommen können. Nicht die erworbenen Kenntnisse sollten im Vordergrund stehen, sondern vielmehr die Fähigkeit, durch die Förderung der Eigentätigkeit, einen angemessenen personalen Ausdruck zu finden. Ihr Vorbild war der Künstler des Expressionismus, der mittels seiner Kunstwerke Leben ausdrücken und nicht so sehr ein

Werk schaffen wollte. Übergreifendes Ziel war, durch das gestaltende Schaffen "Impulse für das Leben, seine Sinnerfüllung und Bewältigung freizusetzen" (Röhrs 1994, 91). Ob dies in Form von Farben, Tönen, Worten oder Körperbewegungen stattfand, war sekundär.

Der Schule wurde vorgeworfen, daß sie vom Lehrstoff hypnotisiert sei und deshalb auf Richtigkeit hinziele statt auf Wertigkeit, die Qualität bedeute. Um ihre Vorstellungen verwirklichen zu können, forderten die Befürworter der Kunsterziehungsbewegung, daß im Mittelpunkt der Erziehung die Entwicklung der Kräfte und nicht die Anfüllung von Lehrstoffen stehen müsse, da der Mensch nur aus dieser Kraft heraus sein Leben zu meistern vermag und sein Wissen ihn darin lediglich unterstützen kann, wenn es im Dienste dieser Kraft steht (vgl. Lichtwark 1929, 126), Gedanken, die von Rogers wieder aufgegriffen werden.

Die Anerkennung des Menschen als leibliches Wesen wirkte sich insbesondere auf die Leibeserziehung aus. Diesem Thema widmete sich der dritte Kunsterziehungstag. Mit der Gymnastik sollte das ästhetische Element in den Turnunterricht aufgenommen werden. Das Drillhafte wurde abgelehnt sowie die ausschließliche Orientierung auf Leistung und Wettbewerb. Diese sollten abgelöst werden durch eine natürliche Bewegung, in der sich die Anmut von Körper, Seele und Geist ausdrücken konnten. Die Verbindung mit Musik wurde fördernd zur Entwicklung des Ausdrucks und zum Empfinden von Schönheit angesehen. In den Mittelpunkt der Gymnastik wurde der Tanz gestellt.

Die Zielsetzungen der Kunsterziehungstage konnten sich letztendlich nicht durchsetzen, zum einen aufgrund der institutionalisierten Schulpraxis und zum anderen durch die Verselbständigung der einzelnen Fachbereiche, die sich nicht mehr als Teil einer Gesamterziehung verstanden (vgl. Becker 1985).

Die Entwicklung der Reformpädagogischen Bewegung wurde mit dem Aufkommen des Nationalsozialismus unterbrochen, da deren Ideale nicht mit denen eines schöpferischen Menschen übereinstimmten. Auch nach dem Krieg konnte sie sich nie wieder richtig entfalten.

4.2 Existenzphilosophie

Zentrales Anliegen der Existenzphilosophie ist die Erforschung des menschlichen Seins. Sie wendet sich dem individuellen Menschen zu und ruft ihn auf, bis zu den Tiefen seines Daseins vorzudringen. Denn nicht nur sein faktisches Dasein ist 'Existentielles Sein', sondern in seinem Dasein ist er mögliche Existenz (vgl. Jaspers 1973, 2). "Existenz ist der unbedingte und absolute individuelle Kern im Menschen, der, in rationalen Begriffen nicht faßbar und daher als solcher nicht mitteilbar, das bloße Leben als eine Möglichkeit begleitet, die der Mensch ergreifen oder der gegenüber er versagen kann. Existenz ist das eigentliche Selbstsein des Menschen, das sich durch freie und unbedingte Entscheidung erst verwirklichen soll" (Stegmüller 1989, 201). Er wird 'selbst', wenn er sich aus sich selbst entscheidet, dem 'Ruf' zu seinem Selbstsein zu folgen, unabhängig von äußeren Gegebenheiten (vgl. Heidegger 1984, 272f).

Durch die Entschlossenheit zu sich selbst kann der Mensch die anderen 'sein' lassen. Um sich jedoch zu verwirklichen, braucht er die Kommunikation mit anderen. Unter diesem Aspekt beginnt Sprache an Bedeutung zu gewinnen, die als die dem Menschen eigentümliche Seinsweise betrachtet wird. Vor allem Jaspers (1973), Heidegger (1984/1993) und Buber (1982) beziehen diesen Gesichtspunkt in ihre Philosophie mit ein und damit die Beziehung zu anderen Menschen.

Jaspers betrachtete die Kommunikation als ein wesentliches Kriterium für Selbstsein und Freiheit, da ich nicht selbst werden kann, wenn der andere nicht selbst ist und nicht frei sein kann, wenn der andere es nicht ist (vgl. Jaspers 1973, 57). Heidegger spricht von Rede, in der sich das Mitsein ausdrückt. Sie umfaßt das 'Sichaussprechen' und das Hören, das "existentiale Offensein des Daseins als Mitsein für den Anderen" (Heidegger 1984, 163).

Für Buber bedeutet Existenz Zwiesprache oder Dialog, die sich nur verwirklicht in der Gegenseitigkeit, im Dialog, in dem Du zum anderen Menschen, das mit dem ganzen Wesen gesprochen wird. "... nicht durch ein Verhältnis zu seinem Selbst, sondern nur durch ein Verhältnis zu einem anderen Selbst kann der Mensch ganz werden" (Buber 1982, 102). In der Sphäre des Zwischenmenschlichen entfaltet sich das Dialogische. Seinen Ansatz des dialogischen Prinzips übertrug er auf die Erziehung, deren Ziel er in der Hinführung zum Dialogischen sah (vgl. Buber, 1986).

Als wesentliche Werte der Existenzphilosophie, die für die Pädagogik von Bedeutung sind, werden im folgenden das Selbstsein, Wahl und Entscheidung und die daraus resultierende Freiheit sowie Kommunikation und Begegnung näher betrachtet.

Selbstsein

Das Bewußtwerden seines eigenen Selbst ist in jedem Menschen angelegt. "Jeder Mensch ist nämlich mit Ursprünglichkeit angelegt als ein Selbst, dazu bestimmt er selbst zu werden" (Kierkegaard 1985, 30). Mit der Frage, wer er selbst ist, erwacht sein Interesse, nachzuspüren, was ihn als Menschen ausmacht in Beziehung zu sich selbst als auch in seiner Stellung zu der Welt, die ihn umgibt. Im Nachsinnen über sich selbst, erfährt er sich als Individuum, geformt durch seine Geschichte, das für sich allein steht, obwohl zur gleichen Zeit viele andere um ihn und mit ihm sind. Sein Kontakt zu ihnen ist dadurch bestimmt, wie er selbst in der Welt ist. Ist er nicht 'selbst-ständig', besteht die Gefahr, sich in dem anderen zu verlieren, isoliert er sich, bricht der Kontakt zu den anderen ab und die Kommunikation hört auf. Er muß sich entscheiden, ob er sich nach den anderen richten und in der Ruhe bleiben will oder den Sprung in sein existentielles Dasein wagt, das heißt, sich als eigenständige Person in die Welt zu begeben. Der Begriff Person, abgeleitet von personare - durchtönen, drückt aus, daß der sichtbare Körper von etwas Nicht-Sichtbarem, dem Wesen, durchdrungen ist. In dieser Einheit erscheint der Mensch als er selbst. Kierkegaard sieht in dem Selbst die "bewußte Synthesis von Endlichkeit (materieller Körper, Anm.d.V.) und Unendlichkeit (Wesen, Anm.d.V.), die sich zu sich selbst verhält, deren Aufgabe es ist, sie selbst zu werden" (Kierkegaard 1985, 25). Zum Werden des Selbst gehören sowohl "Notwendigkeit, (da) es es selbst ist, (als auch) Möglichkeit, insofern es es selbst werden soll" (Kierkegaard 1985, 32). Aus der Ruhe und Sicherheit der Notwendigkeit schöpft der Mensch die Kraft für die Möglichkeit. Es ist seine Aufgabe, sich selbst zu ergreifen. In der Spannung dieser Polarität vollzieht sich die Existenz.

Buber kommt auf ähnlichen Wegen zur Bestimmung der Existenz. Im Mittelpunkt seines Denkens steht die Dualität des Menschen als existierende Tatsache. Für ihn gibt es ein doppeltes Verhalten des Menschen zu seinem Erleben: das Orientieren oder Einstellen und das Realisieren oder

Verwirklichen. Verharrt der Mensch in der orientierenden Grundhaltung, die auf Sicherheit und Bewahren ausgerichtet ist, bleibt er passiv und bewegungslos. Erst im realisierenden Erleben schafft er die 'wesenhafte Gestalt des Daseins'. Als Handelnder vollzieht er mit der Bewegung seines Daseins die heimliche Bewegung der Welt: "er lebt das Leben der Welt, er tut ihre Tat, er wirkt ihr Werk - und so erkennt er sie" (Buber 1962, 59). Die realisierende Grundhaltung ist mit Risiko und Wagnis verbunden, die angenommen werden können, da der realisierende Mensch frei ist und aus dieser Freiheit heraus handeln kann. Buber ist davon überzeugt, daß derjenige, der die Realisierung übt, sich nicht bewahren, sondern sich verwirklichen will. Er ist zwar unbewahrt in der Welt, aber nicht preisgegeben, da er eine Richtung und einen Sinn hat. In der Richtung sieht er "die magische Kraft des ungehemmt Handelnden, der sich verwirklichen will und seine Tat mit dem Wesen erwählt" (Buber 1962, 41). Im sich selbst verwirklichenden Menschen sind beide Grundhaltungen vereinigt. Beide "wohnen nah beisammen, wie Zeugung und Schwangerschaft" (Buber 1962, 26). Der Mensch möchte immer beides: die Sicherheit mit dem Gefühl, daß alles bleibt und das Risiko mit seinen schöpferischen Möglichkeiten. Doch er wird immer wieder vor die Wahl gestellt, sich für das eine oder andere zu entscheiden. "Und in seinem Schrecken stellt sich ihm die Wahl dar: wem er die Macht gebe, der Orientierung oder der Realisierung" (Buber 1962, 44).

Wahl und Entscheidung und die daraus resultierende Freiheit

Wahl und Entscheidung, im existenzphilosophischen Sinne, betreffen die Entscheidung des Menschen, im Dasein er selbst zu sein (vgl. Jaspers 1973, 181). Zu sein heißt, sich zu wählen. Es obliegt dem einzelnen Menschen, ob er die Freiheit, Entscheidungen zu treffen, ergreift und damit auch Verantwortung dafür oder ob er davor flieht und über sich entscheiden läßt. Überläßt er es anderen, über ihn zu entscheiden, entfernt er sich von seinem Selbst, da er zum Material des anderen wird. Nur indem er sich existierend erfährt, begreift er sich nicht nur in seinem empirischen Dasein, sondern sein Sein erscheint ihm als Möglichkeit der Wahl und als Entscheidung. Seine Wahl wird zum Ausdruck dafür, daß er in freier Entscheidung handelt und sich als sein eigenes Wesen in der Welt erschafft. Auch sein Nicht-Wählen ist eine Wahl. Im Entschluß wird die Freiheit erfahrbar, in der er nicht mehr nur über etwas, sondern über sich selbst entscheidet und selbst die Freiheit seiner Wahl ist. Existentielle Freiheit geht über die Wahl zwischen Möglichkeiten hinaus; sie wird zur Wahl meines Selbst "... indem ich wähle, bin ich; bin ich nicht, wähle ich nicht" (Jaspers 1973, 182).

Bubers Ansatz drückt die alltägliche Spannung aus, in der der Mensch steht. Er fordert ihn auf, sich niemals einer momentanen Sicherheit hinzugeben, sondern die Spannung aktiv zu suchen. Es ist ein ständiges Fließen. Nach einer Realisierung kehren Ruhe und Sicherheit ein. Darin soll der Mensch jedoch nicht verharren, sondern auf dem Boden der Ruhe die Kraft nehmen, um wieder zu riskieren (vgl. Buber 1962).

Obwohl Freiheit weder beweisbar noch widerlegbar ist, weiß der Mensch, daß es unabhängig von den Umständen auch an ihm selber liegt, wie er sich entscheidet. Darin liegt seine Freiheit. Sie ist keine Sache des theoretischen Wissens, sondern sie zeigt sich im konkreten Tun, im Fassen von Entschlüssen und im Ergreifen von Möglichkeiten. Ob er die Freiheit ergreift oder flieht, 'ist die in der Zeit sich ausbreitende Erscheinung dessen', was er ist (vgl. Jaspers 1973, 185). Durch ihre existentielle Bedeutung ist Freiheit Voraussetzung für die Freiheit der Person in der Beziehung.

Beziehung und Kommunikation

Während Kierkegaard sich bei der Verwirklichung des eigenen Selbst vor allem auf den einzelnen Menschen konzentriert, ist sie für Jaspers, Heidegger und Buber an die Beziehung und ihre Kommunikation mit anderen Menschen gebunden. So ist für Buber die Beziehung die fundamentale Tatsache der Existenz, der 'Mensch mit dem Menschen' (vgl. Buber 1978, 26f). Nur in einer solchen Beziehung kann sich existentielle Kommunikation ereignen. Sie geschieht unter Einsatz des ganzen Wesens. In ihr kommt zum Ausdruck, daß der Mensch nie nur 'formales Ich des Verstandes und Dasein als Vitalität' ist, sondern Träger eines Gehalts. Selbst nicht sichtbar, bedient sie sich der 'Daseinskommunikation' als dem Leben mit den anderen, wie es im Dasein auf mannigfache Weise vollzogen wird, um erscheinen zu können (vgl. Jaspers 1973, 51f). Sie ist Kommunikation zwischen zwei Selbst, die nicht nur begegnungswillig, sondern auch begegnungsfähig sind und sich durch ihre Zuwendung gegenseitig bestätigen und akzeptieren. Nach Buber sprechen sie das Grundwort 'Ich-Du' (vgl. Buber 1983), in dem der Mensch Beziehung erfährt. Es entspricht der realisierenden Grundhaltung, wie das Grundwort 'Ich-Es' der orientierenden entspricht. Beide unterscheiden sich durch die wesenhafte Bezogenheit der realisierenden Grundhaltung.

Sowohl zu den Dingen als auch zu den Menschen kann der Mensch eine 'Ich-Es' und 'Ich-Du' Beziehung haben. In der 'Ich-Es' Beziehung treten wir einem Menschen oder Ding gegenüber und erfassen lediglich 'Etwas', einen Teilaspekt von ihm. In der 'Ich-Du' Beziehung verlieren Menschen und Dinge ihr Teilhaftes und treten als eine 'Einheit' mit einer anderen 'Einheit' in Dialog. Dieser kann gegeben sein mit der Natur oder auch 'geistigen Wesenheiten'. Im Zusammenleben mit Menschen jedoch, kommt er zu seiner Vollendung, da durch Sprache als Rede und Gegenrede die Beziehungsmomente verbunden sind (vgl. Buber 1983, 122). Dieses Sprechen ist nicht nur auf das lautsprachliche Mitteilen bezogen, in dem es sich realisieren kann, sondern vielmehr als Anrühren des anderen in seinem Menschsein zu verstehen. Die Kommunizierenden sind bereit, mit dem ganzen Wesen in die Begegnung einzutreten, das heißt aus ihrer Eigenständigkeit bereit zur Offenheit, dem anderen gegenüberzutreten. Sie sprechen aus ihrer existentiellen Mitte zueinander und hören aufeinander. Für Jaspers ist dieses Sprechen "das Erfassen des Gesagten im Ganzen der Idee" sowie "die Aufnahme des in der Idee Gesagten in die geschichtliche Gegenwärtigkeit" (Jaspers 1973, 77/78). Buber betont, daß "jedem von zwei Menschen der andere als dieser bestimmte Andere widerfährt, jeder von beiden des andern ebenso gewahr wird und eben daher sich zu ihm verhält, wobei er den andern nicht als sein Objekt betrachtet, sondern als seinen Partner in einem Lebensvorgang" (Buber 1984, 274). Beide teilen sich in ihrer Authentizität mit und treten in Kommunikation. Diese Sphäre des Zwischenmenschlichen bezeichnet Buber als das 'Dialogische' (vgl. Buber 1984, 276). In diesem Prozeß der Aktualisierung zeigt sich das 'personenhafte Wesen' (vgl. Buber 1984, 289). Die dabei entstehende Gestalt kann nicht beschrieben, sondern nur verwirklicht werden.

Beziehung findet immer in der Gegenwart statt. Sie erfordert Risikobereitschaft und Mut. Stets muß sie neu gewagt werden, da sie, sobald sie gelebt ist, Vergangenheit, Erfahrung und zum Es wird. Um die Fähigkeit, in Beziehung zu treten, zu stärken, sieht Buber es als eine Verpflichtung jeder Generation gegenüber der nachfolgenden an, "sie zu lehren, nicht was ist und nicht was sein soll, sondern wie im Geist, im Angesicht des Du gelebt wird. Und das heißt: es steht bereit, ihnen allzeit selbst zum Du zu werden und die Duwelt aufzutun; nein es steht nicht bereit, es kommt immerdar auf sie zu und rührt sie an" (Buber 1983, 53). Das Dialogische betrachtet er als Voraussetzung für die Entwicklung des Kindes. Nur in einer solchen Beziehung kann es sein Vertrauen entwickeln. "Vertrauen, Vertrauen zur Welt, weil es diesen Menschen gibt - das ist das innerlichste Werk des erzieherischen Verhältnisses" (Buber 1986, 40).

Lernen im Zeichen der wesentlichen Ich-Du-Beziehung ergäbe einen neuen Sinn für schulisches Lernen. Schule würde in die wesentliche Begegnungskraft des Menschen zurückbezogen (Danner 1985, 95), und Lernen würde aus einem wesentlichem Bezug zur Wirklichkeit heraus geschehen. Im Kind wäre weniger der Schüler zu sehen, der bestimmte vorgegebene Lernstoffe erarbeiten und Fertigkeiten gewinnen soll, sondern mehr dieser "eine Mensch, der aus der Tiefe seiner eigenen Seele frei werden soll, den anderen Menschen und die Wirklichkeit zu vernehmen" (Danner 1985, 95).

Das Sein des Menschen drückt sich aus in seinem Handeln und Gestalten, wie diese auch wieder auf sein Sein zurückwirken. Sein Wirken ist davon abhängig, wie er sich selbst und seine Umwelt erlebt. Von daher ist das Erfahren existentieller Werte entscheidend für sein Handeln. Dilthey fand für diese Beziehung sehr treffende Worte, indem er sagte, daß der Mensch nicht nur die Ideen hat, welche werkbildend in ihm wirken, sondern er von ihnen gehabt wird und seine Impulse aus der 'Lage des Kreises', in welchem sein Tun sich bewegt, entspringen und den Gestaltungen ihr Gepräge geben (vgl. Dilthey 1961, XV).

4.3 Phänomenologie

Die wissenschaftliche Methode der Existenzphilosophie ist die Phänomenologie. Wesentliche Impulse erhielt sie durch Husserl. Er modifizierte die bisher vorherrschende Bedeutung des Phänomens, als Realität, dahingehend, daß er Phänomen auf die Erscheinung bezog.

Dazu gehören sowohl die Erscheinungen der äußeren Welt als auch Erlebnisinhalte oder Phantasien. Er betonte, daß er "ausschließlich Wesenserkenntnisse feststellen will und ... keine Tatsachen" (Husserl 1950, 5).

In der phänomenologischen Einstellung "wendet sich unsere Blickrichtung und die Richtung unseres theoretischen Interesses von den erfahrenden Wirklichkeiten auf das Erfahren selbst" (Husserl 1987, 88). Es handelt sich um ein inneres Schauen, das er als 'Wesenserschauung' bezeichnet. Sie geht über das Vergegenwärtigen hinaus und erfaßt das Wesen in seiner 'leibhaften Selbstheit', das heißt, so wie es erscheint ohne das bereits vorhandene Wissen darüber. Es ist Bewußtsein von etwas, einem Gegenstand, einem Etwas, worauf ihr Blick sich richtet, und was in ihr selbst gegeben ist (vgl. Husserl 1950, 15). Diese Reduktion, die zum reinen Wesen hinführt, bezeichnete er als 'Eidetische Reduktion'.

Die Welt und die Dinge sind da und verbinden den Menschen mit den anderen Menschen. Jedoch "jeder hat seinen Ort, von wo aus er die vorhandenen Dinge sieht" (Husserl 1950, 62). Obwohl sie selbst bleiben, was sie sind, ist die Wahrnehmung davon in beständigem Fluß, so daß ein und dieselbe Gestalt immer wieder in anderer Weise erscheint und sie jedem anders ins Bewußtsein kommt. Sie sind uns nur als eine Verbindung von Tatsachen oder Vorgängen des Bewußtseins gegeben, dessen Horizont wir nicht überschreiten können (vgl. Dilthey 1961, 91).

Die Phänomenologie Husserls beeinflußte das bisher methodische Vorgehen in der Wissenschaft, indem er das Augenmerk neben den realen Gegebenheiten auf deren Wesen lenkte, was große Bedeutung für die Betrachtung des Menschen in der Wissenschaft hat.

4.4 Philosophische und pädagogische Anthropologie

Die Begründung einer philosophischen Anthropologie als eigenständige philosophische Disziplin geht auf Max Scheler und Helmut Plessner zurück (vgl. Bollnow 1983, 27). Sie ist nicht als Zweig der Philosophie zu verstehen, sondern als grundlegende Disziplin, die die Philosophie durchdringt. Ihre Bedeutung ist mit der zunehmenden Beachtung der anthropologischen Einzelwissenschaften in der Philosophie verbunden und des wachsenden Interesses am Menschsein in seiner Ganzheit. Sie erhebt den Menschen in den Mittelpunkt ihrer Forschung und versucht, die Feststellungen der empirischen Wissenschaften vom Menschen mit der Frage nach seinem Wesen in Einklang zu bringen. Der Mensch wird nicht nur als 'Gegenstandsbereich' neben anderen bezeichnet, sondern er geht "selber als Subjekt und als der transzendentale Ursprung seiner Welt in die philosophische Anthropologie" (Bollnow 1975, 28) ein. In ihrer Betrachtung geht sie nicht von einem fertigen Wesen aus, sondern vielmehr von einem einzelnen Phänomen und versucht, von diesem her den Menschen zu verstehen. Keine Erscheinung wird als etwas Fehlerhaftes begriffen, sondern als sinnvoll und notwendig für diesen Menschen angesehen. In dem Wahren der Offenheit gegenüber den Phänomenen sieht Bollnow die Würde und Verantwortung einer philosophischen Anthropologie. Die Erscheinungen leiten das Vorgehen und nicht schon bestehende Begrifflichkeiten (vgl. Bollnow 1975, 33f).

Für die Pädagogik gewann die philosophische Anthropologie in der pädagogischen Anthropologie an Bedeutung. In einer anthropologischen Betrachtungsweise werden pädagogische Fragen aufgegriffen, Phänomene ausgewählt, die von besonderer erzieherischer Bedeutung sind, und unter dem anthropologischen Aspekt beleuchtet, das heißt, die Phänomene werden in Beziehung zum Wesen des Menschen im Ganzen gesetzt, und es wird versucht, diese so besser zu verstehen. Beeinträchtigte Sprache ist in diesem Sinne kein Defekt, sondern ein Phänomen, das in Beziehung zum ganzen Menschen steht. Durch die Rückbeziehung der Pädagogik auf das philosophische Verständnis des Menschen, lernt sie ihre eigenen Grundlagen auf einer tieferen Ebene zu verstehen.

4.5 Humanistische Psychologie

Cohn drückte in prägnanter Weise aus, was Humanistische Psychologie ist. Sie sagte, daß sie dabei an eine Wissenschaft denke, "die sich um den ganzen Menschen kümmert - der einen Körper, eine Seele und einen Geist hat (oder ist), - der sich und andere von außen sehen und hören und riechen und anfassen kann, und der innere Erlebnisse hat, die unsichtbar sind - doch aussprechbar und wirksam. ... eine Psychologie, die sich um das Wesen kümmert, dessen Einzigartigkeit ist, Geist mit Körper und Seele zu verbinden" (Cohn 1980, 22).

In der Humanistischen Psychologie flossen viele Aspekte der damaligen Zeit zusammen, so daß sie nicht als etwas Neues anzusehen ist, sondern vielmehr als ein Abwenden von alten Traditionen und ein Wiederbesinnen auf die Ursprünge. Durch das Einbeziehen humanistischer Werte und philosophischer Theorien wie der Existenzphilosophie und der Phänomenologie, unterschied sie sich von anderen psychologischen Richtungen, die sich mit dem Menschen befaßten und sich darauf beschränkten, einzelne Teile oder Funktionen zu erforschen oder ihn als Mitglied einer Gruppe zu sehen. Obwohl ihre Vertreter sich gegen eine atomistische Betrachtungsweise wenden, schließen sie nicht aus, auch Teilbereiche des Menschen zu untersuchen. Diese sollten jedoch nie isoliert vom Menschen gesehen werden, sondern immer in Beziehung zu ihm. Dies bedeutet, "daß an jedem psychischen Prozeß und jeder Handlung immer der ganze Mensch beteiligt ist" (Völker 1980, 20).

Ihre Vertreter fanden sich mit ihren Konzepten aus den unterschiedlichsten Disziplinen zusammen. In der Humanistischen Psychologie sahen sie eine Möglichkeit und darüber hinaus eine Notwendigkeit, der Entmenschlichung und Vermassung des Individuums entgegenzutreten. Es war nicht ihre Intention, mit der Psychoanalyse und dem Behaviorismus zu konkurrieren, sondern sie versuchten vielmehr, diese zu ergänzen und durch neue Erkenntnisse zu bereichern, die über eine reduktionistische Betrachtung des Menschen hinausgingen. Sie wandten sich gegen eine Psychologie, die sich nur mit dem negativen Teil der Persönlichkeit beschäftigte, und sahen ihre Aufgabe in der Suche nach dem Sinn und der Daseinserfüllung des menschlichen Lebens in einer technologisch bestimmten Umwelt. Sie stellten ein positives Modell vom Menschen auf, dessen Wert und Würde als 'erlebende Person' (vgl. Bühler 1983, 7) im Zentrum ihrer Aufmerksamkeit standen, und suchten durch die Betonung von Zielen und Bedeutungen das vorherrschende deterministische und mechanistische Menschenbild zu überwinden. Ihr Hauptinteresse widmeten sie der Entfaltung, der in jedem Menschen innewohnenden Kräfte und Fähigkeiten, sowie der Förderung spezifisch menschlicher Eigenschaften wie z.B. der Kreativität, der Selbstverwirklichung und der Fähigkeit zur Begegnung. Ihr Ziel war, "charakteristische Verhaltensmerkmale und die emotionale Dynamik eines erfüllten und gesunden menschlichen Daseins zu erforschen" (Bühler 1983, 7).

Von den sich entwickelnden Ansätzen gewinnen im Rahmen dieser Arbeit die Selbstverwirklichung, die Gestalttherapie, der Personenzentrierte Ansatz und die Themenzentrierte Interaktion an Bedeutung. Auf die einzelnen Ansätze wird an dieser Stelle nicht näher eingegangen. Sie werden im

Rahmen der nachfolgenden Themen: Ganzheit, Kreativität, Selbstverwirklichung, Begegnung und Kommunikation, die im Kontext dieser Arbeit von Bedeutung sind, betrachtet und unter dem Aspekt der Humanistischen Pädagogik wiederkehren.

Ganzheit

Bereits 1934 machte Goldstein in seiner Arbeit mit hirnverletzten Patienten auf eine ganzheitliche Betrachtung des Organismus aufmerksam. Wesentlich beeinflußt von der Gestaltpsychologie, betrachtete er den Organismus als eine 'Ganzheit', eine 'Gestalt', die wiederum Teil eines Umwelt-Ganzen ist, mit dem er in ständiger Auseinandersetzung ist. Die Phänomene der Krankheit sah er immer vor dem Hintergrund des gesamten Organismus, aus dessen Einheit das Besondere, wie es in der Isolierung auftritt, zu verstehen ist. Er sprach vom 'Ganzen als lebendigem Wesen'. Dazu gehören beim Menschen das Geistige, das Körperliche und das Seelische. Diese können zwar getrennt voneinander betrachtet werden, doch sah er "alle irgendwie in der Erscheinung des Seienden, im Lebendigen enthalten" (Goldstein 1934, 303). Seine Erfahrungen mit den Kranken zeigten ihm, daß ein Organismus, der durch eine Störung in Unordnung geraten war, zu einem geordneten Verhalten tendierte und darüber hinaus zu Neuem und zur Erweiterung seines Umkreises strebte. Er ging davon aus, daß sich der Organismus immer in dem Spannungsverhältnis zwischen dem 'Sein in Ordnung' und dem 'Sein in Unordnung' bewegt, wenn er "in produktiver Auseinandersetzung mit der Welt zusammenstößt" (Goldstein 1934, 350), und sich das menschliche Sein, das stets positiv ist, nur aus dieser Spannung heraus entwickelt. In diesem Verhalten erkannte er bereits das Bestreben des Organismus, die vorhandenen Möglichkeiten zu entfalten, und seine Tendenz zur Selbstverwirklichung. Dies trifft vor allem auf den Gesunden zu, "bei dem die Tendenz zur Verwirklichung von innen heraus schafft, und der die Störungen, die aus dem Zusammenstoß mit der Welt entstehen, überwindet, nicht aus Angst, sondern aus Freude an der Überwindung" (Goldstein 1934, 197).

Die Grundannahmen Goldsteins lassen sich in vielen Ansätzen, wie z.B. in der Selbstverwirklichung und Selbstaktualisierungstendenz, wie sie bei Maslow und Rogers vertreten sind, finden. Auch Perls ging davon aus, daß jedes Individuum ein angeborenes Ziel hat, sich selbst zu verwirklichen. Mit der Gestalttherapie möchte er es in diesem Streben unterstützen, vor allem, wenn es darin blockiert ist. Seine Idee ist, dem Menschen seine Lebendigkeit wieder erfahrbar zu machen, indem er gelehrt wird, seine inneren Kräfte zu entdecken und darüber zu verfügen. Seine Überzeugung basierte auf der Annahme, daß "die menschliche Natur in Strukturen oder Ganzheiten organisiert ist" (Perls 1979, 22) und es das Bestreben des Organismus ist stets Ganzheiten oder Gestalten im Zusammenspiel von Figur und Hintergrund herzustellen, um sein Gleichgewicht zu erhalten und in seinem Wachstum weiterzuschreiten.

Kreativität

Das zentralste Konzept in der Humanistischen Psychologie ist die Kreativität. Für Maslow ist sie ein "grundlegendes Merkmal der allgemeinen menschlichen Natur ... eine Potentialität, die alle menschlichen Wesen in die Wiege gelegt bekommen" (Maslow 1987, 202). Er unterscheidet sie von der Begabung, die nicht mit der Gesundheit eines Menschen korrelieren muß, was einige große Begabungen in der Geschichte belegen, wie z.B. van Gogh. Kreativität jedoch, die er als das allgemeine Erbgut jedes Menschen ansieht, steht für ihn in einem variablen Zusammenhang mit der psychologischen Gesundheit (vgl. Maslow 1981, 141).

Rogers sah den Ursprung der Kreativität in dem Bestreben des Menschen, sich selbst zu aktualisieren und seine Möglichkeit zu werden. In jedem Menschen existiert sie und wird sich freisetzen und ausdrücken, sobald sich die Bedingungen ergeben. Sie ist der Prozeß, "etwas Neues entstehen zu lassen", ein Vorgang "des Machens und Hervorbringens" (May 1987, 35 u. 36), "eine Einstellung, eine Art, die Dinge anzusehen, eine Art, Fragen zu stellen, ... Neugier, Freude und Gemeinsamkeit. Sie ist ein prozeßtransformierender Prozeß" (Spolin 1985, 288). Sie ist nicht unbedingt an Produktionen geknüpft, sondern drückt sich mehr in der Haltung und der Art und Weise aus wie Aktivitäten angegangen und zum Ausdruck gebracht werden. Maslow sprach von der 'integrativen Kreativität', die aus der "Wechselwirkung zwischen der Integration innerhalb eines Menschen und seiner Fähigkeit, alles zu integrieren, was er tut" (Maslow 1981, 145) entsteht. Diese sah er als Ergebnis der Verschmelzung von der Primär-Kreativität, die vor allem sichtbar wird im Spontanen wie in Improvisationen, und der Sekundär-Kreativität, die in Form bringt und überprüft. Diese schließt einen großen Teil der 'Produktion-in-der-Welt' ein. Die großen Werke jedoch der Kunst und Wissenschaft entstehen aus der integrierten Kreativität (vgl. Maslow 1981, 149).

Kreativität unterstützt den Menschen, sich zu entfalten. Er wird zum aktiven Gestalter seiner eigenen Existenz und wird das verwirklichen, woran er glaubt. "Der kreative Mensch sieht sich in eine bestimmte Richtung gehen, lange bevor er eine vollkommen bewußte und rationale Begründung dafür hat. Während dieser Phase ... vertraut er einfach auf die Reaktionen seines gesamten Organismus" (Rogers 1977, 277).

Selbstverwirklichung

In jedem Menschen existiert das Bedürfnis, sich selbst zu verwirklichen; "alles zu werden, was zu werden man fähig ist" (Maslow 1987, 74). Rogers ging davon aus, daß jeder Mensch einen inneren Kern der Persönlichkeit besitzt, den er mit dem Organismus gleichsetzte, "der in seinem Wesen sowohl selbsterhaltend als auch sozial ist" (Rogers 1976, 101). Er war überzeugt, daß jeder Mensch über ein ungeheures Potential zur Selbsterkenntnis und zur Veränderung seines Selbstkonzepts, seiner Einstellungen und seines selbstbestimmten Verhaltens verfügt und daß in jedem Menschen Kräfte wirksam sind, die ihn zu einer konstruktiven Erfüllung seiner Möglichkeiten drängen mit der Tendenz, sich auf psychische Reife hin zu entwickeln (vgl. Rogers 1978, 18). Diese angeborene Tendenz zur vollständigen Entfaltung bezeichnet er in Übereinstimmung mit Goldstein und Maslow als 'Aktualisierungstendenz' (Rogers 1978, 17/18). Er betrachtete sie als 'konstruktive Tendenz', die als heilende Kraft der Persönlichkeit und als grundlegende Antriebskraft des Organismus auf seine individuelle Entwicklung als auch auf seine Beziehung zu anderen Menschen und der Welt gerichtet ist. Sie ist ein Prozeß und kann nie etwas Beendetes sein. Auch wenn sie verborgen oder durch Erfahrungen abgestumpft und behindert ist und nicht wirken kann, kann sie nicht zerstört werden, ohne daß der Organismus zerstört wird. Das Individuum wird immer darauf ausgerichtet sein, sich selbst zu erhalten und zu entwickeln, und darauf warten, frei zu werden, um sich ausdrücken zu können.

Selbstverwirklichung zielt nicht "ausschließlich - oder auch nur hauptsächlich - (auf) die Entwicklung der speziellen Anlagen eines Menschen:

Mittel- und Kernpunkt dieses Prozesses ist die Entwicklung der eigenen Möglichkeiten als Mensch. Deshalb bedeutet Selbstverwirklichung im wesentlichen die Entwicklung der menschlichen Fähigkeiten für gute mitmenschliche Beziehungen" (Horney 1988, 346). Nur im Austausch mit der sozialen Umwelt kann sie sich vollziehen, da das 'wahre Selbst', das nach Horney der Selbstverwirklichung entspricht (vgl. Horney 1988, 17), nur in dem Maße eine gesunde Entwicklung erfährt, wie es über sich hinaus auf andere bezogen ist (vgl. Völker 1980, 18).

Kontakt und Begegnung

Perls versteht Kontaktnahme als ein "Geschehen an der Grenze im Organismus/Umwelt-Feld" (Perls/Hefferline/Goodman 1981a, 161), wie Fortbewegung, Nahrungsaufnahme, Lernen, Kommunizieren etc. An der Kontaktgrenze finden Begegnung und Austausch statt. Die Kontaktnahme erfolgt durch das Selbst, das immer an einer Grenze, an der sich Kontakt ereignet, hervorgerufen und auch als 'Kontaktgrenze in Tätigkeit' (vgl. Perls 1979, 17) bezeichnet wird. Seine Funktion ist das schöpferische Herbeiführen einer neuen Figur. Es ist die "Kraft, die die Gestalt im Felde bildet" (Perls/Hefferline/Goodman 1981, 161). Kontaktunterbrechung bindet Energie, die für das Lösen von neuen Situationen erforderlich wäre. Ziel der Gestalttherapie ist es, diese Unterbrechungen offenzulegen und den Kontakt wiederherzustellen, damit sich der Mensch wieder als Teil eines Gesamtfeldes sehen und in Beziehung zu sich selbst und zur Welt treten kann. In diesem Zusammenhang gewinnen das 'Jetzt' und 'Wie' an Bedeutung, die Perls als die beiden Beine ansieht, auf denen die Gestalttherapie geht und steht. Diese Auffassung wird näher betrachtet, da sie im Rahmen Künstlerischen Tanzens auch wesentlich ist. "*Jetzt* schließt das Gleichgewicht des Hierseins ein, ist Erleben, Engagement, Phänomen, Bewußtheit. *Wie* umfaßt alles, was Struktur ist, was Verhalten ist, alles was tatsächlich geschieht - das fortwährende Geschehen" (Perls 1988, 52). Dem 'Wie' geht das 'Was' voraus. Es zeigt auf, was in der Situation gegeben ist. Ausgehend von dem, 'was ist', wird auf die Abstraktion, den Kontext, die Situation geschaut. Die Figur, die Vordergrund-Erfahrung ist, wird in Beziehung zum Hintergrund, zum Inhalt, zur Perspektive, zur Situation gesetzt, die zusammen die Gestalt bilden (vgl. Perls 1988, 68).

Die Begegnung wurde für Rogers in der 'Personenen-zentrierten' Gesprächspsychotherapie zum wesentlichen Charakteristikum des therapeutischen Gesprächs. Er verstand sie im Sinne von Buber als Ich-Du-Beziehung. Buber möchte jedoch seinen Begegnungsbegriff von dem von Rogers unterschieden wissen, da er unter der Ich-Du-Beziehung eine völlig gegenseitige versteht, die seiner Ansicht nach in der therapeutischen Beziehung nicht gegeben ist, da nur das Thema und das Erleben des Hilfesuchenden von Bedeutung sind (vgl. Friedman 1992). Rogers' Begegnungsbegriff kann aber auch als Wegbereiten zur Begegnung, im Sinne von Buber verstanden werden. Indem sich der Therapeut als subjektive Person in die Beziehung begibt, und den anderen als die Person anerkennt, die sie ist, verläßt er die alte Struktur von Helfer und Hilfesuchendem. Nicht mehr sein Helfenwollen und die Beeinträchtigungen des Gegenüber stehen im Mittelpunkt, sondern beide treten sich als gleichwertige Personen mit ihren spezifischen Anliegen gegenüber.

Eine Humanistische Psychologie ist nicht denkbar ohne eine Humanistische Pädagogik, "denn wenn ich an Werte glaube und an Menschlichkeit, dann will ich Einfluß nehmen über mich hinaus" (vgl. Cohn 1980, 25).

4.6 Humanistische Pädagogik

Humanistische Pädagogik, so wie sie heute verstanden wird, betont wie die Humanistische Psychologie die Ganzheitlichkeit des Menschen als Geist-, Körper-, Seele-Einheit. Sie ist "eine Einstellung gegenüber Erziehung, die den Aspekten der Freiheit, der Wertschätzung, der Würde und der Integrität von Personen mehr Gewicht beimißt" (Combs 1993, 61). Als anthropologisch ausgerichtete Pädagogik versteht sie Erziehung nicht als ein isoliertes Phänomen, "sondern als eine integrierende und für das Gesamtverständnis des Menschen entscheidende Bestimmung" (Bollnow 1983, 35). Viele Initiatoren der Humanistischen Psychologie, wie Maslow, Rogers und Cohn setzten sich dafür ein, ihr Grundanliegen auf die Pädagogik zu übertragen, um der zunehmenden Technisierung des Schulsystems etwas entgegenzusetzen. Sie traten dafür ein, daß Lernen nicht nur den Intellekt des Kindes ansprechen, sondern es als Ganzes umfassen sollte.

Die Ziele der Humanistischen Pädagogik wurden von der ASCD (Association for Supervision and Curriculum Development) 1978 wie folgt zusammengefaßt:

> "1. Sie akzeptiert die Bedürfnisse des Lernenden und stellt Erfahrungsmöglichkeiten und Programme zusammen, die sein Potential berücksichtigen.
>
> 2. Sie erleichtert 'Selbst-Aktualisierung' und versucht, in allen Personen ein Bewußtsein persönlicher Wertschätzung zu entwickeln.
>
> 3. Sie betont den Erwerb grundlegender Fähigkeiten, um in einer aus vielen Kulturen bestehenden Gesellschaft zu leben. Dies beinhaltet akademische, persönliche, zwischenpersönliche, kommunikative und ökonomische Bereiche.
>
> 4. Sie versucht, pädagogische Entscheidungen und Praktiken persönlich zu machen. Zu diesem Zweck beabsichtigt sie, den Lernenden in den Prozeß seiner eigenen Erziehung miteinzubeziehen.
>
> 5. Sie anerkennt die wichtige Rolle von Gefühlen und verwendet persönliche Werte und Wahrnehmungen als integrierte Teile des Erziehungsprozesses.
>
> 6. Sie entwickelt ein Lernklima, das persönliches Wachstum fördert und das von den Lernenden als interessant, verstehend, unterstützend und angstfrei empfunden wird.
>
> 7. Sie entwickelt in den Lernenden einen echten Respekt für den Wert des Mitmenschen und die Fähigkeit, Konflikte zu lösen" (ASCD 1978, 9-10).

Nach der Überzeugung humanistischer Pädagogen besteht Lernen immer aus der Konfrontation mit neuen Inhalten und Erfahrungen sowie dem Sinn, den der Lernende für sich darin entdeckt und wird erst durch den persönlichen Bezug zu den Inhalten und das Entdecken eines Sinnes ermöglicht. Methoden und Techniken werden eher als 'Vehikel' des Lernens eingesetzt, "die mithelfen, gemeinsam gewählte Lernprozesse zu gestalten oder Lernziele zu erreichen, die aber nicht den Unterricht dominieren und den Kontakt zwischen Lehrer und Schüler und unter Schülern behindern dürfen" (Fatzer 1993, 37).

Das Gewicht verschiebt sich von der Konzentration auf das Erreichen der Ziele und deren Messung auf die Qualität der Erfahrung, die der Schüler beim Lernen macht. Combs weist darauf hin, daß es keine Technologie der humanistischen Erziehung gibt. Man nimmt vielmehr an, daß das Individuum ein großes Potential für selbstgelenktes Lernen hat. Aufgabe des Lehrers ist es, seinen Schülern dieses Potential wieder verfügbar zu machen (vgl. Goodlad 1993, 56).

Da Lernen immer auch mit Erleben verbunden ist, sollten auf der erzieherischen Ebene dem Innenleben der Schüler, im besonderen ihrem Selbstkonzept, ihren Werten und Gefühlen größere Beachtung geschenkt werden, als dem Verändern von Verhalten, da Veränderungen in den Gefühlen und Grundannahmen, sich auf das Verhalten auswirken werden (vgl. Combs 1981, 65).

Auf dem Hintergrund dieser allgemeinen Grundlagen einer humanistischen Pädagogik, entwickelten sich unterschiedliche Ansätze, von denen im folgenden die 'Personenzentrierte Pädagogik', die 'Alternative Pädagogik', die 'Gestaltpädagogik 'und die 'Themenzentrierte Interaktion' dargestellt werden.

4.6.1 Personenzentrierte Pädagogik

Die Personenzentrierte Pädagogik wurde von Rogers entwickelt. Bei seinen Überlegungen blieb er nicht auf der theoretischen Ebene stehen, sondern setzte die Grundannahmen der Humanistischen Psychologie in seinem personenzentrierten Ansatz in die Praxis um. Sein tiefer Glaube an den Menschen schloß auch den Menschen Schüler mit ein. Er ist für ihn "Person, die lernen kann und will, die nach Bedingungen persönlichen Wachstums sucht, unter anderem aber nicht ausschließlich durch die Beherrschung von Informationen und Techniken" (Rogers 1980, 28).

Er ging davon aus, daß Menschen ein natürliches Potential zum Lernen besitzen. Der Zugang dazu kann ihnen verbaut sein, wenn sie durch Erfahrungen in ihrer Aktualisierungstendenz behindert sind. Als Folge können sie ihre weiteren Erfahrungen gänzlich ignorieren und sich von sich selbst dissoziieren. Diese Entfremdung von ihrer 'richtungsweisenden organismischen Natur' ist erlernt (vgl. Rogers 1978, 277). Sie kann zustande kommen, wenn Liebe und Wertschätzung von Bedingungen abhängig gemacht werden und das Kind sich nicht mehr an sich selbst orientiert, sondern an anderen. In Fehlanpassungen sah Rogers folglich keine Mängel des Wissens, sondern ein Unwirksamwerden des Wissens, weil es blockiert ist durch die Befriedigungen, die das Individuum durch seine gegenwärtigen Fehlanpassungen erhält (vgl. Rogers 1992, 37).

Rogers gab eine auch heute noch visionäre Definition von Erziehung, die eine Richtung angibt, in die wir uns mit kleinen Schritten bewegen können.

Das Ziel der Erziehung muß es sein, "Individuen zu entwickeln, die dem Wandel gegenüber offen sind ... . Das Ziel der Erziehung muß eine Gesellschaft sein, in der die Menschen mit der Veränderung zufriedener leben können als mit starren Gegebenheiten. In Zukunft wird es wichtiger sein, sich gegenüber Neuem angemessen verhalten zu können, als Altes zu wissen und zu wiederholen". Erziehung, so verstanden, braucht einen Erzieher, der offen und flexibel ist. Er muß sowohl fähig sein, "die wesentlichen Kenntnisse und Werte der Vergangenheit zu bewahren und zu vermitteln, als auch begierig, Neuerungen aufzunehmen, die zur Vorbereitung auf eine unbekannte Zukunft notwendig sind" (Rogers 1977, 291).

Werden die Lerninhalte vom Lernenden für seine eigenen Zwecke als relevant wahrgenommen, kann signifikantes Lernen stattfinden, das sich dadurch auszeichnet, daß

- es persönliches Engagement fordert
- es selbstinitiiert ist
- es vom Lernenden selbst bewertet wird und
- der Lernende einen Sinn darin erkennt.

Angeregt kann es werden, wenn der Schüler entsprechend seinen Fähigkeiten Angebote erhält. Von Bedeutung sind dabei die von ihm gesetzten Werte und Ziele. Wichtig ist, daß er sich nicht in seinem Selbst bedroht fühlt, um von seinen Möglichkeiten, sich zu entfalten, Gebrauch machen zu können.

Eines der stärksten Elemente, die einer Veränderung zugrunde liegen, sah Rogers in der Erfahrung der Freiheit zu entscheiden. Darunter verstand er 'die innere subjektive, existentielle Freiheit' (vgl. Rogers 1977, 260), die ziemlich unabhängig von der äußeren Wahl zwischen Alternativen ist, sondern mehr etwas Inneres im Menschen, das ihn befähigt, sein eigenes Potential zu entfalten und die Richtung des eigenen Weges selbst zu entscheiden. Freiheit sah er eng verbunden mit Engagement. Ein Lernen, das auf Freiheit und Erfahrung beruht, schließt persönliches Engagement ein, das für ihn mehr ist als Entschluß, sondern die Summe der Vorgänge in einem Individuum, das nach den aus seinem Inneren kommenden Richtungen sucht. "Es ist diese individuelle Schöpfung einer persönlichen vorläufigen Wahrheit durch die Tat, die das Wesen des Engagements ausmacht" (Rogers 1977, 265).

Derartiges Lernen wird keinen Schüler bilden, der Informationsmaterial reproduzieren, vorgeschriebene Aufgaben lösen und das Denken seines Lehrers wiederholen kann, sondern einen Schüler, der sich aus eigener Motivation für sein Lernen einsetzt, Verantwortung dafür übernimmt, eigene Lösungen findet und in erster Linie gelernt hat, wie er Probleme angehen kann und wie er mit anderen lernen kann, im Sinne seiner eigenen Interessen unabhängig von der Bestätigung durch andere.

Selbstinitiiertes Lernen, das die ganze Person des Lernenden - seine Gefühle wie seinen Intellekt miteinbezieht, ist am eindringlichsten beim Erlernen künstlerisch-schöpferischer Arbeit. In diesen Prozessen ist der ganze Mensch beteiligt und sie gibt Raum für Erfahrungen und Wandlung.

Ziel der Erziehung sollte es also sein, Veränderung zu fördern, Lernen zu erleichtern und den Schüler zu lehren, wie er lernen kann, um ihn in die Lage zu versetzen, den Prozeß des Lernens mit all seinen Herausforderungen anzunehmen. Kann der Lehrer den anderen als 'einen Menschen im Prozeß des Werdens' sehen, dann kann er seinen Teil dazu beitragen, dessen Potentialitäten zu bestätigen oder real werden zu lassen (vgl. Rogers 1976, 69). Intention einer so verstandenen Erziehung muß es sein, den Lernenden zu helfen, Individuen zu werden, die imstande sind, selbstinitiierte Handlungen zu unternehmen und für diese Handlungen verantwortlich zu sein" (Rogers 1993, 337). Rogers zeichnete ein treffendes Bild von dem Schüler, der seine Begeisterung für das Lernen entdeckt hat und in eigener Verantwortung lernt. Es ist der Schüler, der in unersättlicher Neugier alles in sich aufnimmt und zu Bestandteilen seiner selbst macht (vgl. Rogers 1977, 11).

4.6.2 Alternative Pädagogik

Im Hinblick auf die pädagogische Umsetzung der Konzepte der Gestalttherapie, ist in Goodman einer der wichtigsten Vertreter zu sehen. Er übertrug seine Erfahrungen als Gestalttherapeut auf die Pädagogik und formulierte sie als 'Alternative Pädagogik' (vgl. Petzold/Brown 1977, 9). In größerem Maße als Perls sah er den gesamtgesellschaftlichen Zusammenhang, in dem Therapie und Pädagogik verflochten sind. Durch diese Verflechtung wird Schule, als ein Teil der Gesellschaft, Auswirkungen auf die gesellschaftlichen Bedingungen haben. Sehr kritisch beschäftigte er sich mit dem bestehenden Schulsystem und sah es als Aufgabe und Zielsetzung der gestaltpädagogischen Verfahren an, "auf die Wirklichkeit unseres Schul- und Bildungssystems zu antworten" (Petzold/Brown, 1977, 9).

Das philosophische Ziel der Erziehung sah er darin "den einzelnen aus seiner isolierten Klasse herauszuholen und in die eine Menschheit einzugliedern" (Goodman 1975, 21). Aus der Überzeugung heraus, daß der Mensch nichts lernt, "wenn es (das Lernen) nicht seinen Bedürfnissen, seiner Neugier, seinen Wunschvorstellungen entgegenkommt" (Goodman 1969, 420), forderte auch er, von den Interessen des Kindes auszugehen, ihm die nötigen Hilfsmittel zur Verfügung zu stellen und es in seinem Tun zu unterstützen. Wesentlich ist, daß das Kind lernt, wie es lernen kann. Er plädierte für das Aufnehmen der physischen Erziehung in die Elementarschule. Darunter verstand er nicht die üblichen Turnübungen, sondern eher Methoden wie z.B. Eurythmie, in der er gute Möglichkeiten sah, Emotionen zu trainieren und sich von gehemmten Gefühlen zu befreien. Es ist davon auszugehen, daß er Eurythmie nicht im Sinne von Steiner verstand, sondern von ihrer ursprünglichen Bedeutung ausging, als 'über den einfachen Zusammenklang hinausgehende Harmonieart' (vgl. Laban 1922, 256), die als einer der Grundbegriffe tänzerischer Erziehung angesehen wurde.

Er war davon überzeugt, daß in einer Schule, die für "praktisches Lernen von Wissenschaft und Technologie, demokratische Gemeinschaft, spontanes Fühlen, befreit durch Kunstverständnis, Freiheit für Phantasie und sinnlichen Ausdruck, befreit von Pfaffenmoral und Schulmeisterschaft" (Goodman 1975, 36) steht, seine Vorstellungen verwirklicht werden könnten. Davon ausgehend, daß Veränderungen in der Gesellschaft nicht durch Theoretisieren, sondern nur durch Handeln erfolgen können, setzte er sich für deren Verwirklichung ein. In der 'Free-School-Bewegung' konnten seine Ideen ihren Niederschlag finden.

Diese Schulen wollten keine festgelegte Form, ordneten sich keinem Organisationsprinzip unter und waren offen in ihrer pädagogischen Konzeption. Die individuellen Interessen, Bedürfnisse und Eigenarten der Lehrenden und Lernenden sollten leitend sein. Ihr Bestreben war, eine Atmosphäre zu schaffen, in der wirklich gelernt wird. Daß dies gelingen kann, zeigen sehr eindrücklich die Beschreibungen der 'First-Street-School', einer Schule, die von Goodman mit initiiert wurde und von Dennison aufgebaut und geleitet wurde (vgl. Dennison 1971). Kinder, die in anderen Schule versagt hatten, fanden hier wieder das Vertrauen in ihr Lernen.

4.6.3 Gestaltpädagogik

Unter dem Begriff der Gestaltpädagogik werden unterschiedliche Ansätze zusammengefaßt, die auf den Grundlagen der Reformpädagogischen Bewegung, Humanistischen Psychologie und der Existenzphilosophie entstanden sind. In ihrer Theorie und Praxis orientieren sich ihre Vertreter im wesentlichen an der Gestalttherapie und übertragen diese Vorstellungen und Prinzipien auf die pädagogische Arbeit. Trotz der unterschiedlichen Akzente ist ihnen gemeinsam, "eine Humanisierung des Lehrens und Lernens für eine menschlichere Gesellschaft zu erreichen und den Menschen in seiner Ganzheit und nicht nur in Teilaspekten zu erfassen" (Petzold 1978, 10). In ihrer Intention gehen sie über das Anliegen der Reformpädagogischen Bewegung, eine Pädagogik vom Kinde aus zu verwirklichen, hinaus und beziehen die gemeinsame Realität von Kind, Lehrer und Klassengemeinschaft, eingebettet in den äußeren Rahmen der Institution Schule, mit ein (vgl. Petzold/Brown 1977, 20).

Gestaltpädagogischer Unterricht zielt nach ihren Vorstellungen auf "die Förderung von Selbstbewußtheit und Eigenverantwortlichkeit ab, als Mittel, eigene Stärken zu erkennen und entwickeln zu können. Dabei sind die Prinzipien dialogischen Lehrens und Lernens sowie der Freiwilligkeit von besonderer Bedeutung" (Burow 1990, 8). Vorrangiges Ziel wird, "dem Individuum die allseitige Entwicklung seiner Fähigkeiten und seines ganzen Potentials zu ermöglichen" (Burow 1981, 125). Ausgehend von den Bedürfnissen des Schülers wird nach Möglichkeiten gesucht, ihn in seinem Lernen anzuregen und zu seinem Wachstum beizutragen. Ergreift der Schüler diese Angebote und lernt, wird er sich verändern und damit auch sein Verhältnis zu seiner Umwelt.

In der pädagogischen Arbeit mit beeinträchtigten Menschen gewinnt die Gestaltpädagogik besondere Bedeutung. Der Pädagoge sieht das Kind nicht mehr unter der Optik von Defizit und Störung oder Pathologie, sondern nimmt es in seinem momentanen Sein wahr. Er schaut auf die vorhandenen Fähigkeiten, auf deren Basis er mit dem Kind Möglichkeiten zu entdecken sucht, seine Beeinträchtigungen zu integrieren. Diese Sicht "entbindet die Kinder und den Pädagogen von dem Zwang der Normalität, vom Maßstab des gesunden Durchschnittskindes" (Petzold/Mathias 1978, 156).

Petzold unterscheidet 3 wesentliche Richtungen:

- Confluent Education
- Integrative Agogik, aus der die deutsche Richtung der Integrativen Pädagogik hervorging
- Themenzentrierte Interaktion

Confluent Education

Confluent Education steht für die amerikanische Richtung der Gestaltpädagogik, die von Brown und Mitarbeitern als 'innovative Methode der Schulpädagogik' (vgl. Petzold 1977, 11) entwickelt wurde. Mit ihrer Konstituierung beabsichtigte Brown, die Dimension der affektiven Erziehung und der Kreativität für den Unterricht zu erschließen. Er bezog sich auf die Arbeiten von Perls und Goodman und betonte die Gleichwertigkeit der kognitiven und affektiven Elemente beim Lehr- und Lernprozeß und zwar dergestalt, "in which things merge together in such a way that you cannot distinguish one thing from the other" (Hillman 1973, 2). Angeregt, die affektive Dimension mit dem Lernen in der Schule zu verbinden, wurde er wahrscheinlich durch seine Arbeit mit 'drop-outs' und beeinträchtigten Menschen (vgl. Brown 1971, 6).

Erziehung wird verstanden als ein 'Herausführen' der Fähigkeiten und Talente, damit die Persönlichkeit des Kindes sich mit all ihren Möglichkeiten in ihrer Einzigartigkeit entfalten kann. "Ihr Ziel ist die ausgeglichene Entwicklung der Persönlichkeit im Hinblick auf intellektuelle, emotionale und soziale Reife. Dadurch wird Erziehung personenzentriert statt zu einem Lehren von Unterrichtsthemen, Fertigkeiten oder Fächern" (Yeomans 1978, 76).

Wesentliche Voraussetzung für eine integrative Pädagogik ist die Fähigkeit zum Kontakt. Erst wenn es möglich wurde, "Kontakt zu den Kindern aufzunehmen und Kontakt zwischen den Kindern zu ermöglichen, kann Sachlernen geschehen, denn dieses bedeutet letztlich Kontakt aufnehmen zu den Dingen oder Begriffen" (Petzold/Mathias 1978, 161). Je mehr das Kind in Kontakt ist mit seinen Fähigkeiten, um so leichter wird es ihm fallen, sich für sein Lernen zu entscheiden und seine Verantwortung dafür zu übernehmen. "Power in confluent education is defined, simply, as a sense of control over what is happening and will happen. The individual feels, in this case, that he is not manipulated and directed by outside forces but rather that he has a choice as to what he does or does not do, and, in turn, he is responsible for the choice he has made" (Hillman 1973, 26).

Der Unterricht sollte durch ein Klima geprägt sein, in dem Lehrer und Schüler in einer lebendigen Begegnung die Verantwortung für ihr eigenes Lernen übernehmen können.

Integrative Agogik

Die Integrative Agogik geht auf Petzold und Mitarbeiter zurück. Als Oberberiff umfaßt sie die Pädagogik, Andragogik und Geragogik. Die Integrative Pädagogik dieses Ansatzes unterscheidet sich von der Confluent Education darin, daß sie der Dimension des Leibes größere Bedeutung beimißt und im wesentlichen durch die Tradition der europäischen Philosophie und Pädagogik mitbestimmt ist. Auf dieser Grundlage möchte sie Petzold als 'angewandte Anthropologie' (vgl. Petzold 1978, 11) verstanden wissen.

Petzold betont, daß es für einen integrativen Ansatz nicht ausreiche, nur die Konfluenz von kognitivem und emotionalem Lernen anzustreben, ohne die Dimension des Leibes zu berücksichtigen. Gemäß der anthropologischen Grundformel, nach der der Mensch als 'Leib-Seele-Geist-Subjekt' zu verstehen ist, müssen "die geistig-rationale Seite des Menschen durch kognitive Lernstrategien, die seelische Seite durch Verfahren affektiven Lernens und die körperlich-motorische Seite des Menschen durch körper-

bzw. bewegungspädagogische Verfahren berücksichtigt werden" (Petzold 1978, 100). Dem zufolge muß eine Theorie und Praxis der Körper- und Bewegungserziehung zu den konstitutiven Komponenten eines integrativen pädagogischen Ansatzes gehören. Ausgehend von diesem Konzept, versuchte er, ein pädagogisches Vorgehen zu entwickeln, "das den Menschen in seiner Körperlichkeit, seiner Emotionalität, seinen geistigen Strebungen und seinem sozialen und ökologischen Kontext zu erreichen sucht" (Petzold 1978, 9).

Die Ziele einer integrativen Pädagogik, die sowohl Grundlage für das Lehrerverhalten als auch für ein ausgearbeitetes Curriculum sind, können wie folgt zusammengefaßt werden:

- Entwicklung und Entfaltung der Person als Ganzheit
- Entwicklung integrierter Persönlichkeiten
- Entwicklung verantwortungsbewußter Personen
- Entfaltung einer wahrnehmenden Person
- Entwicklung von Persönlichkeiten, die imstande sind, sich auf das Hier und Jetzt zu zentrieren
- Entwicklung von Personen, die nicht manipulieren (vgl. Phillips 1978 16/17)

Themenzentrierte Pädagogik

Die Themenzentrierte Pädagogik ging aus der Themenzentrierten Interaktion (TZI) hervor, die von Cohn und Mitarbeitern entwickelt wurde. Sie betonen das Lernen des einzelnen in der Gruppe unter lebendiger Einbeziehung des Stoffes.

Angeregt durch die Arbeit von Gindler, die ein ganzheitliches Konzept der 'körperlichen Umerziehung' entwickelte, sowie durch ihre eigenen Erfahrungen an der Bank Street School for Early Education, übertrug Cohn pädagogisch-therapeutische Elemente auf den Unterricht in der Schule. Entsprechend ihrem Konzept 'Lebendigen Lernens', das auf der Einsicht beruht, "daß Menschen zwar Tatsachen und Zusammenhänge mit dem Denken allein erfassen können, daß jedoch sinnvolles Lernen den ganzen Menschen als psychosomatisches - daher auch gefühlsbetontes und sinnliches Wesen betrifft" (Cohn 1976, 116) und dieser Mensch Teil einer Gemeinschaft ist, muß eine darauf beruhende Pädagogik die "psychobiologische Einheit des Kindes in ihrem Wachstum nähren und seine Anteilhaftigkeit an der Gemeinschaft fördern" (Cohn 1979, 879). Schüler und

Lehrer sah sie als gleichberechtigte Partner, die in einem kommunikativen Prozeß aufeinander bezogen sind. Aufgabe des Lehrers ist es, in seinem Unterricht die drei Bereiche des Dreiecks 'Ich, Wir und Es' in eine dynamische Balance zu bringen und 'Lebendiges Lernen' zu ermöglichen.

4.6.4 Person des Lehrers

Integration wird als "wesentliches Postulat für bedeutungsvolles und relevantes Lernen" (Phillips 1978, 13) angesehen. Dabei kommt der Person des Lehrers besondere Bedeutung zu. Ein sich der Humanistischen Pädagogik verpflichteter Lehrer, kann seinen Unterricht nicht losgelöst von seiner Person sehen. Rogers war davon überzeugt, daß er das Sein des anderen nur in dem Maße akzeptieren kann, indem er sich erlaubt, er selbst zu sein. Um anderen helfen zu können, ihre volle Existenz zu erreichen, muß er in jedem Augenblick alles sein, was er sein kann (vgl. Rogers 1980, 25). So wie seine Schüler in einem Prozeß des Lernens sind, ist auch er darin eingebunden. Nur wenn er sich selbst in diesem Prozeß der Entwicklung erfährt und mit seinem eigenen Wachstum verbunden ist, wird er in der Lage sein, in seinem Unterricht flexibel zu reagieren und die Lernstrukturen den Bedürfnissen seiner Schüler anpassen können. In dem Maße, wie er für seine Person und sein Lernen Verantwortung übernommen hat, werden es auch die Kinder tun, mit denen er arbeitet. Je mehr er sich seiner eigenen Erfahrungen bewußt ist und diese akzeptieren kann, um so leichter wird er seine Schüler verstehen können und ihnen ermöglichen, ihre Erkenntnisse und Erfahrungen zu gewinnen.

Ihm kommt nicht so sehr die Rolle eines Instrukteurs zu als vielmehr die eines Begleiters im Sinne eines 'facilitator'. Um zu erkennen, was seine Schüler im Hinblick auf die Inhalte empfinden, sollte er nicht so sehr Techniker sein, dessen Aufgabe es ist, Wissen zu vermitteln, sondern vielmehr Künstler, der in der Lage ist wahrzunehmen, was für dieses Kind oder diese Klasse in diesem Moment bedeutsam ist, und sich darauf einstellen können (vgl. Brown 1978, 42). Durch seine Flexibilität zu improvisieren und adäquat zu handeln, wird er dem Kind die Lerninhalte so anbieten können, wie es in der Lage ist, sie aufzunehmen. Er weiß um die Anforderungen, die gestellt werden, und setzt diese in Beziehung zu den Erfahrungen, Interessen und Fähigkeiten seiner Schüler. Seine Themen wird er aus dem Umfeld der Kinder wählen und somit dazu beitragen, diese konkreter werden zu lassen wie auch ihr Wissen darüber zu erweitern. Erkennt das Kind einen Sinn, in dem was ihm angeboten wird, wird sein Interesse geweckt sein, sich damit auseinanderzusetzen. Je mehr es dem Lehrer gelingen wird, das Kind in Kontakt mit seiner 'inneren und äußeren Realität' zu bringen, um so mehr wird es Verantwortung für seine eigenen Lernergebnisse übernehmen können (vgl. Brown 1978, 40).

Der Lehrer ist bestrebt, jeden Schüler als einmalige konkrete Person mit seinen Fähigkeiten zu sehen und ihn da abzuholen, wo er steht. Indem er dem Rhythmus des Kindes folgt, kann er ihm Möglichkeiten aufzeigen, die seinem Vermögen entsprechen und Situationen schaffen, in denen der Schüler lernen kann, verantwortlich zu sein und zweckmäßig zu handeln. Er sucht ihm zu vermitteln, daß sein schulisches Wissen unabhängig von dem Wert seines Mensch-Seins ist und ein schulisches Nichtwissen nicht seine Einzigartigkeit verringert. Er sollte ihn nicht drängen, sondern offen für ihn sein und erkennen, wann er bereit und in der Lage ist, den nächsten Schritt zu tun, um ihm dann aufzuzeigen, was er tun kann und wie er es tun kann. Er sollte nichts für ihn tun, was dieser nicht selbst tun könnte, ihm aber mitteilen, daß er da ist, wenn er ihn braucht und ihm zu verstehen geben, "I have confidence in your ability. I like you for what you are and for what you are trying to be. I am here if you need me. But first, you try" (Hillman 1973, 35). Sein Glaube und sein Vertrauen in die schöpferische Kraft des Kindes werden dessen Entwicklung fördern, da, so wie er das Kind sieht, es ihm auch erscheinen wird und das, woran er in dem Kind glaubt, wird dieses verwirklichen können. Er "bleibt als Rückhalt und als Förderer für das Wachstum des Schülers, nicht aber als einer, der Wissen und Bedeutungen übermittelt" (Yeomans 1978, 79). Durch seine Haltung, die gekennzeichnet sein sollte durch Akzeptanz, empathisches Verstehen, Vertrauen und Echtheit (vgl. Rogers 1976, 74f), kann er ein Unterrichtsklima schaffen, in dem signifikantes Lernen möglich wird. In einer solchen Atmosphäre können die Kinder leichter Risiken eingehen, ohne ihr Wertempfinden vom Erfolg abhängig zu machen. Fragestellungen, die die Lernenden direkt betreffen und in denen sie einen Sinn für sich erkennen, werden zu selbstinitiiertem Lernen hinführen. Sie werden mit größerer Geschwindigkeit und in kürzerer Zeit lernen. Indem der Lehrer die Kinder unterstützt zu kooperieren, fördert er die Bereitschaft in der Gruppe, auch schwächere Kinder einzubeziehen, und durch sein konsequentes Auffordern, selbst Verantwortung für Entscheidungen zu übernehmen, wächst die Selbstsicherheit und Selbstbestimmung bei den Schülern, und ihre Fähigkeit, anderen gleiche Rechte und Verantwortung zuzubilligen, nimmt zu (vgl. Cohn 1976, 172). Seine Zielsetzung ist es, den einzelnen in seinem spezifischen Lernen als auch das Aufeinanderbezogensein innerhalb der Gruppe zu fördern.

Nach Rogers' Erfahrung hat eine Atmosphäre der Wertschätzung nicht nur Auswirkungen auf das Lernen von Fertigkeiten, sondern auch auf Lernergebnisse, die mehr persönlicher Natur sind und sich in Unabhängigkeit, in selbstinitiiertem und verantwortungsvollem Lernen, im Freisetzen von Kreativität und der Tendenz, mehr Persönlichkeit zu werden, zeigen (vgl. Rogers 1977, 122).

Er belegte, daß auch Personen, die nur wenige Stunden in einer solchen Atmosphäre verbrachten, bedeutsame Veränderungen in ihrer Persönlichkeit, ihren Einstellungen und Verhaltensweisen zeigten. Daraus schloß er, daß in dem Maße wie ein Lehrer eine solche Beziehung zu seiner Klasse schafft, "der Schüler ein Lernender aus eigener Initiative (wird): origineller, selbstdisziplinierter, weniger ängstlich und weniger dirigiert" (Rogers 1976, 51).

5. Künstlerisches Tanzen

Wie schon dargestellt, ist Tanz selbst Ausdruck einer Kunstform (vgl. 3.). In der Arbeit mit den Kindern ist es nicht meine Intention, Tanz als diese Kunstform zu lehren, jedoch seine Beziehung zum Künstlerischen einzubeziehen, was mich bewog, den Ausdruck Künstlerisches Tanzen zu wählen. In ihm ist der Begriff Kunst enthalten mit seiner Bedeutung als schöpferische Tätigkeit des Menschen (vgl. Duden 1985, 401), aber auch Wissen, Verstehen und Kennen (vgl. Duden 1963, 377), der ursprünglichen Herleitung von Kunst, Aspekte, die zu jedem Lernen gehören.

5.1 Künstlerisches Tanzen als kreativer Ausdruck

Ein wesentliches Merkmal Künstlerischen Tanzens ist der kreative Ausdruck. In ihm werden sowohl die physischen, geistigen, spirituellen, emotionalen, ästhetischen als auch sozialen Attribute des Menschen angesprochen. Laban betrachtete ihn als "the poetry of bodily actions in space" (Laban 1980, 21).

Seinen Ursprung hat er in der Kreativität (vgl. S. 40). Diese kann als eine Anlage betrachtet werden, die über den Bereich der Kunst hinausgeht und in Beziehung zu jeder menschlichen Aktivität steht (vgl. Lowden 1989, Maslow 1981). Aus der Kreativität entspringt das kreative Verhalten, das den Menschen anregt, etwas hervorzubringen, schöpferisch zu sein, in neue Richtungen zu denken, offen zu handeln, Vertrautes loszulassen und Sicherheiten aufzugeben. Es ereignet sich in einem Akt der Begegnung zwischen dem Individuum und seiner Welt und kann, nach Bubers Verstehen von Begegnung, als Ausdruck des inneren Wesens des Menschen betrachtet werden. Es steht im Gegensatz zum Übernehmen von vorgefertigten Strukturen. "Etwas wird geboren, erschaffen, das zuvor nicht existierte" (May 1987, 73).

Während andere Kunstformen, wie bildende Kunst oder Dichtung, an Materialien wie Farbe oder Worte gebunden sind, um sich kundzutun, liegt die Einzigartigkeit des Tanzes darin, daß der Tanzende mit seinem Körper selbst sich mitteilt und 'das Selbst zum Kunstobjekt' macht (vgl. Espenak 1985, VII). Dabei bedient er sich der Mittel des Raumes, der Zeit, der Kraft und des Flusses, die zum Vokabular seiner Bewegung und zu seiner persönlichen Sprache werden (vgl. Dimondstein 1985, 79). Er kreiert eine "Welt der Bewegung innerhalb des ewigen Bildes" (Saunders 1995, 39), wie Saunders den Tanz, auf dem Hintergrund seiner Erfahrung als Bildhauer, erlebte.

Für Günther ist Ausdruck im Tanz "immer Folge innerer Anteilnahme 'inneren Bewegtseins'" (Günther 1962, 9), deren Sichtbarwerden sich einer präzisen Definition entzieht. Er ist ein Geschehen, das sich nicht logisch, sondern nur intuitiv erfassen läßt. Er ist nicht zielgerichtet wie eine Handlung, die abläuft, sondern er füllt die Zeit mit seiner Dauer und ist auf unser 'So-Sein-in-der-Welt' bezogen. "It is man's expression by his instrument, the body, through movement of ideas, emotions and images" (Hinkley 1980, 5). Durch diese Verbindung wird der Körper im Tanz selbst das Medium des Ausdrucks der Vorstellungen und Empfindungen. Er wird zum Ausdrucksmittel "wie der Ton für den Bildhauer oder die Geige für den Violinspieler" (Frostig 1985, 53). Im Ausdruck "ist die Bewegung ein Bild, d.h. das Sichtbarwerden eines Sinnes in einer Gestalt" (Buytendijk 1956, 80).

Jeder Mensch verfügt über ein schöpferisches Potential, das er zum Ausdruck bringen kann. Nach Laban ist Tänzer "jeder Künstler, mancher Denker und Träumer und in seinem unerkannten Grundwesen jeder Mensch" (Laban 1922, 8). Nicht immer kann er darüber frei verfügen. Deshalb sollte es Aufgabe jeder Erziehung sein, dazu beizutragen, daß es zur Entfaltung kommen kann. Schöpferisches Tätigsein wirkt sich in allen anderen Lebensbereichen aus. So wird ein Mensch der offen und mit Neugier an Aufgaben herangehen kann, diese oft leichter meistern und auch neue Wege entdecken können. Er wird herausgefordert, Entscheidungen zu treffen und Stellung zu beziehen, Aufgaben die nicht einfach sind, doch zu seiner Entwicklung beitragen können. Ein Mensch, der etwas durch sein Einsetzen geschaffen hat, wird sich für diese Schöpfungen meistens auch verantwortlich fühlen. Auf diese enge Beziehung zwischen der Kreativität und der Verantwortlichkeit eines Menschen macht auch Frostig aufmerksam (vgl. Frostig 1985, 70).

Künstlerisches Tanzen als kreativer Ausdruck kann dazu beitragen, das schöpferische Potential zu entfalten. Auf dem Hintergrund einer strukturierten Umgebung gibt es dem Tanzenden einen sicheren Rahmen, in dem er entsprechend seinem Vermögen experimentieren und sein Können erfahren kann. Künstlerisches Tanzen kann nichts hinzufügen, jedoch bewirken, daß sich entwickeln kann, was angelegt ist. Ist der Künstler im Menschen lebendig, "he becomes an inventive, searching, daring, self-expressive creature. He becomes interesting to other people" (H'Doubler 1983, 50).

Der Künstler findet den Gewinn in der Arbeit selbst und nicht außerhalb. In diesem Sinne ist auch das lernende Kind in der Schule Künstler, da nur 'wahres' Lernen stattfinden kann, wo es von Freiheit und eigener Entscheidung getragen wird. Kinder sind von Natur aus kreativ. Sie lieben es, zu experimentieren und zu entdecken und ihre Ideen auszudrücken sowie ihre inneren Gestalten lebendig werden zu lassen. Die kreative Erfahrung involviert ihren Selbstausdruck und wirkt steigernd auf ihr Körperbewußtsein. Die Essenz von kreativem Ausdruck ist die Bewegung, die sich des Körpers als Instrument des Ausdrucks bedient. Es ist die natürlichste Form für das Kind und nach Humphrey: "It is the child's universal language, a most important form of communication and a most meanigful way of learning" (Humphrey 1987, 116).

Es ist nicht die Absicht, die Kinder zu künstlerischer Perfektion zu führen, sondern sie zu unterstützen, alle ihre Möglichkeiten auszuschöpfen durch "die positive Auswirkung, die die kreative Tätigkeit des Tanzens auf die Persönlichkeit des Schülers hat" (Laban 1984, 23).

5.2 Künstlerisches Tanzen als Ausdruck des Leibes

Der Begriff Leib wurde von phänomenologisch orientierten Anthropologen, Philosophen und Psychologen hervorgehoben. Sie erweiterten damit das Verständnis des materiellen Körpers, der analysiert und erforscht werden kann, um den Körper, dem eine individuelle Wesenheit innewohnt, die sich nicht nach naturwissenschaftlichen Prämissen verifizieren läßt. "In diesem individuellen Körper wohnt ein sich bewegendes, wahrnehmendes menschliches Subjekt, das mit seinem Körper in der Welt 'sinnhaft' verankert ist und mittels pathischer Gestimmtheit seine jeweilige Welt erlebt" (Mattner 1993, 15).

Dürckheim betonte, daß der Mensch Wirklichkeit in Raum und Zeit nur als leibliche Gestalt hat und nur in ihr, nie ohne sie, die Person 'wirklich' ist (vgl. Dürckheim 1986, 105). Durch seine Leiblichkeit ist dem

Menschen Geschichtlichkeit gegeben, da alles, was er erfahren und erlebt hat, sich in seinem Körper widerspiegelt.

Mit dem Leib begegnen wir der Welt, nehmen diese in uns auf und kommunizieren mit ihr. Merleau-Ponty vergleicht ihn mit dem Herzen. So wie das Herz im Organismus ist, so wirkt für ihn der Leib in der Welt: "Er ist es, der alles sichtbare Schauspiel unaufhörlich am Leben erhält, es innerlich ernährt und beseelt, mit ihm ein eigenes System bildend" (Merleau-Ponty 1966, 239). In dem Verhältnis zur Umwelt finden wir uns selbst wieder, da der Leib mit dem wir uns wahrnehmen, selbst das Subjekt der Wahrnehmung ist. So wie die Welt gestaltend auf uns einwirkt, wirkt gleichzeitig das Ich gestaltend auf die Welt zurück. In dieser Interaktion wächst "wahrnehmend und handelnd die Identität des Subjekts als einmaliges und unwiederholbares Ganzes, als Seinseinheit von Körper, Seele und Geist" (Petzold/Sieper 1977, 26). Die Präsenz oder das Gewahrsein des Körpers ist im wesentlichen Ausstrahlung des Leibes. Für den Leib bedeutet die Objektivierung des Körpers, daß er Anteil an der gegenständlichen Welt hat, in der er selbst kein Gegenstand ist, sondern als Weise zu verstehen ist, in der der Mensch als Wesen in seinem Tun und Fühlen in der Welt ist (vgl. Dürckheim 1986, 106). Indem ich ihm erfahrend und erlebend begegne, bin ich selbst als Mensch beteiligt (vgl. Jacobs 1985, 14). Bin ich präsent, bin ich auch in Beziehung.

Die Betrachtung des Tanzes als Ausdrucksphänomen, das heißt. als 'Offenbarung eines inneren Zustandes' (vgl. Buytendijk 1956, 82), lenkt den Blick von dem Körper des Tanzenden in seiner rein organischen Präsenz zu dem Menschen in seiner Leiblichkeit. Der Körper ist nicht mehr nur 'verfügbares Organ' (vgl. Buytendijk 1956, 204) oder der Körper, den ich habe, sondern er wird zum 'plastischen Material', dem Leib, der ich bin (vgl. Marcel 1985, 15f). Die Bewegung verbleibt nicht auf der rein physikalischen Ebene des körperlichen Vermögens, sondern wird bereichert um die erlebte Bewegung, die der Dimension des Leibes entspringt und Ausdruck des Wesens des tanzenden Menschen ist, der sein Werk aus sich gestaltet und es mit seinem Körper schafft. Dieses Wesen muß immer mitberücksichtigt werden, da es ohne seine Einbeziehung zu einer Verdinglichung des Körpers kommt und seine innere Einheit zerfällt (vgl. Marcel 1985, 21). Das bedeutet für den Tanzenden, daß er sich bewußt sein sollte, daß neben dem 'WAS' er bewegt, ganz entscheidend ist, 'WIE' er bewegt. Das 'WAS' hat die Schritte und Strukturen im Raum zum Inhalt. Durch die Konzentration darauf werden diese sichtbar und analysierbar. Doch eine ausschließliche Betrachtung der Elemente lassen die Einheit, die ja den Tanz ausmacht, verschwinden und degradieren den Körper zu einem Objekt. Kann das Innere, das hinter dem Äußeren verborgen ist und sich durch das 'Wie' der Bewegung ausdrückt, sich nicht äußern (vgl. Weizsäcker 1986, 158), fehlt die innere Ausstrahlung, und die Bewegungen wirken mechanisch. Ein Schritt wird zu einem Tanzschritt nur durch eine Besinnung auf die Leiblichkeit des Menschen, den gelebten Leib, der zugleich der erlebte ist, den Leib, den wir unmittelbar als den eigenen erfahren (vgl. Buytendijk 1955, 49). Der Freude an dem erlebten Leib und der Fülle seiner dynamischen Möglichkeiten kommen nach Buytendijk im Tanz besondere Bedeutung zu, da sie immer mit einer Erweiterung des eigenen Wesens verbunden sind. Grundlage, um mit den Möglichkeiten des Körpers im Tanzen spielen zu können, ist, ein Gespür für die eigenen Bewegungsmöglichkeiten zu entwickeln, wie es in der Bewegungslehre vermittelt werden kann.

Durch die Präsenz des Tanzenden verändert sich der Raum, in dem er sich bewegt. Er erweitert seinen eigenen 'Leib-Raum' in den 'Um-raum' (vgl. Fritsch 1992, 44). Der Leib orientiert sich nicht an den Raumverhältnissen des Körpers, an Größe, Höhe oder Breite, sondern an seiner Weite und Tiefe. Der Tanzende legt keine Entfernung mehr zurück, er durchschreitet den Raum nicht, sondern er bewegt sich in ihm. Der Leib reicht über seine Körperlichkeit in diesen Raum hinein.

5.3 Künstlerisches Tanzen als ganzheitliches Lernen

Künstlerisches Tanzen vereinigt in sich die Elemente, die zu einem ganzheitlichen Lernen gehören, die Präsenz des Menschen in seiner Leiblichkeit und gleichzeitig seine Bezogenheit zu dem, was ihn umgibt, Menschen und Sachwelt. Es regt den Menschen an, sein schöpferisches Potential zu entfalten durch das Wahrnehmen seiner inneren Empfindungen und seiner äußeren Welt sowie durch das Gebrauchen seines Verstandes, um seine Phantasie und Empfindungen in eine Form bringen zu können.

Wahrnehmung kann in enger Beziehung zur Intelligenzentwicklung gesehen werden, was die Ableitung des Begriffes Intelligenz vom Lateinischen 'inter-legere' mit der Bedeutung: "mit Sinn und Verstand wahrnehmen, erkennen, verstehen, Einsicht gewinnen" (Duden 1963, 289) zeigt. Beim Tanzen wird der Mensch herausgefordert, neue Erfahrungen zu machen. Er hat Gelegenheit, sich in seinem schöpferischen Tun zu erfahren, Probleme zu lösen und Neues auszuprobieren, Faktoren, die auch zur Intelligenzentwicklung gehören.

Tänzer ist für Laban "jener Mensch, der klaren Verstand, tiefes Empfinden und starkes Wollen zu einem harmonisch ausgeglichenen und in den Wechselbeziehungen seiner Teile dennoch beweglichen Ganzen bewußt zu weben trachtet" (Laban 1922, 3).

Nach Fowler kann Tanz als die Basis der Erziehung betrachtet werden. "It touches the fibers of life itself and expresses the substance of being ... . It develops the physical, emotional and intellectual capacities, integrating them so that they function harmoniously. Dance reveals connections between the inner self and outer reality. It sharpens perception, making people more aware of the significance of what they hear, feel and see" (Fowler 1977, 10).

Dem Körper kommt hierbei eine besondere Beachtung zu. Er ist für das Kind konkret erfahrbar und kann als "the outer aspect of personality" (H'Doubler 1983, 63) betrachtet werden, als Agent durch den wir Eindrücke aus der uns umgebenden Welt erhalten und durch den wir unsere Meinungen kommunizieren. In der Auseinandersetzung mit seiner Umwelt entwickelt sich der Mensch und gewinnt seine Identität (vgl. Petzold/ Sieper 1977, 25). Der Körper kann in diesem Zusammentreffen als das Bindeglied zwischen dem Selbst und der Umwelt angesehen werden. Er ist die Grundlage unserer Existenz (vgl. Mrazek 1991, 223).

Dieser Körper sollte in gleicher Weise gebildet werden wie die Prozesse des Denkens und Fühlens. Wesentlich ist jedoch, daß die Bewegungsmöglichkeiten nicht nur gelernt, sondern erspürt und entdeckt und dadurch bewußt werden, da nach Shreeves durch die Bewegungsbewußtheit (movement awareness) das Selbstbewußtsein (self awareness) wächst (vgl. Shreeves 1979, 1). Laban vermerkte zu diesem Prozeß, daß die Bewußtwerdung des Leibes als der Weise, wie wir in der Welt da sind, automatisch an den Wandlungen und Entwicklungen des Selbstbewußtseins des Menschen teilhat (vgl. Laban 1984, 41), und "was hier nicht als Bewußtsein (consciousness) gelebt wird, das lebt dort als Muskelspannung. ... Nichts verschwindet, aber vieles ist versetzt oder fehlplaziert" (Perls 1987, 251).

Während die Bewegung überwiegend auf das Ergebnis einer Tätigkeit ausgerichtet ist, wie z.B. das Strecken des Beines, ist Tanz mehr als spezifisches Geschehen anzusehen. Indem er über das Ausführen von einzelnen Bewegungen hinausgeht, läßt er das Mechanische der Bewegung in den Hintergrund treten und hebt das Schöpferische hervor. Er spricht die Kreativität des Kindes an, die sich über den Bereich des Tanzes hinaus auswirken wird. Tanz ist also keine isolierte Aktion von Muskeln, sondern eine kinästhetische Wahrnehmung, die über die körperliche Bewegung hinausgeht und den ganzen Menschen in seiner Leiblichkeit einbezieht, als bewegendes Subjekt, das für Buytendijk als eigentliche Ursache der Bewegung gilt und der tragende Grund aller Bewegung ist (vgl. Buytendijk 1956, 26). Auch Dimondstein hebt dies hervor: "dance is the one art form in which the whole body functions as a unit" (Dimondstein 1985, 83).

Der Körper kann also nie ein Instrument sein wie andere Instrumente. Er kann nicht reduziert werden auf ein Objekt, ohne daß seine Lebendigkeit, seine Gefühle und sein Denken limitiert werden (vgl. Coe 1988, 93).

In dem Prozeß der Entwicklung eines Tanzes experimentieren die Kinder mit Ideen und entscheiden, was sie wählen oder verwerfen. Im Erforschen entdecken sie ihre körperlichen Möglichkeiten, erfahren sich im Raum und in Beziehung zur Musik. Gestalten sie mit anderen Kindern, müssen sie Kontakt aufnehmen, gemeinsam planen und sich absprechen. Für all dies muß der Lehrer den Rahmen setzen. Sein Augenmerk sollte jedoch darauf gerichtet sein, daß das Kind sein körperliches Sein wahrnehmen kann. Dies ist gegeben, wenn es sein Tun lebt und 'when the child (or anyone who moves) is not reflecting itself or its action but living the present-centred moment in the dance and movement as a unity of self and body in action" (Coe 1988, 94).

5.4 Künstlerisches Tanzen als Element eines ganzheitlichen Unterrichts

Tanzen, insbesondere das Künstlerische Tanzen, kann als Grundlage zur Entwicklung allen Lernens angesehen werden und sollte von daher nicht als Hilfsmittel betrachtet werden, um verschiedene Fähigkeiten zu trainieren, sondern als Element, das die gesamte Entwicklung des Kindes umfassen kann.

Für H'Doubler (1983) stellt Tanz einen der höchsten Werte dar, der die Lebensqualität erhöht und von daher seinen Platz in der schulischen Bildung haben sollte. Sie betont, daß seine Bedeutung in der Schule nicht allein aus dem Vergnügen daran zu erklären sei, sondern vielmehr durch seine kreative Wirkung; dadurch wird den Kindern ermöglicht, für sie bedeutsame Erfahrungen in eine Form des ästhetischen Ausdrucks zu geben, was sich fördernd auf ihre gesamte Entwicklung auswirken kann. Sie führt dazu an, "Education should be a building toward the integration of human capacities and powers resulting in well-adjusted, useful, balanced individuals" (H'Doubler 1983, 60).

Tanzen ist mit dem von Rogers dargestellten signifikanten Lernen zu vergleichen, ein Lernen, das in Prozeß und Ergebnis Bedeutung hat für den Lernenden, das selbstinitiiert und selbstgesteuert ist (vgl. Rogers 1977, 13). Es wird die Initiative der Kinder wecken, wenn die Themen inhaltlich und methodisch so ausgewählt werden, daß sie Neugier- und Experimentierhaltung, Phantasie-Entwicklung und Selbsttätigkeit anregen (vgl. auch Drefke 1985, 50). Es kann auch ganz konkret in Unterrichtsfächern eingesetzt werden, wenn Themen tänzerisch dargestellt werden.

Im Tanz erfüllt sich die von Petzold aufgestellte anthropologische Grundformel, die den Menschen als ein 'Leib-Seele-Geist-Subjekt' bestimmt in einem sozialen und ökologischen Umfeld, mit dem er in einem unlösbaren Verbund steht (vgl. Petzold/Sieper 1977, 25). Einen wesentlichen Faktor in der Verfehlung der Ganzheit im westlichen Denken sieht Dürckheim in der einseitigen Ausbildung eines Wirklichkeitsbewußtseins, in dem das "Dasein des Menschen als lebendiges Subjekt keinen Platz mehr hat" (Dürckheim 1985, 160). Hier kann Tanz einen wesentlichen Beitrag leisten, ihm diesen Platz zu erhalten oder wieder einzuräumen. Er kann selbst als ein Symbol der Ganzheitlichkeit angesehen werden und eine Bereicherung des Unterrichtes sein, da er das Kind auf diesen Ebenen anzusprechen vermag. Auch Alexander weist darauf hin, daß "jegliche Ausbildung, sei sie eine erzieherische oder eine andere ..., auf der unteilbaren Einheit des menschlichen Organismus aufbauen" muß (Alexander 1985, 20).

Es scheint so offensichtlich, daß Tanzen Element eines ganzheitlichen Unterrichts sein kann. Um so mehr verwundert es, daß es bis heute einen so geringen Raum einnimmt.

Einer der Gründe, warum es sich im Schulwesen nicht neben Kunst und Musik etablieren konnte, könnte darin liegen, daß es nicht an gegenständlichen Werken studiert werden kann. Dazu kommt, daß Tanz nicht nur von außen besehen werden kann, sondern der Mensch selbst in den Mittelpunkt der Betrachtung rückt. Diese unmittelbare Ansprache ist vielen Unterrichtenden nicht vertraut, da sie keine Erfahrung damit sammeln konnten. Auch seine Integration in den Sportunterricht wird seinem Wesen in der Regel nicht gerecht, da dieser Unterricht oft nicht über das Vermitteln von technischen Fertigkeiten hinausgeht. Damit Tanz jedoch zur Erfahrung werden kann, darf nicht in erster Linie die Form bedeutend sein, sondern die innere Anteilnahme sollte betont werden. Nur dann kann er die gesamte Persönlichkeit der Lernenden ergreifen, ihr Selbstvertrauen, ihr Selbstbewußtsein, ihre Wahrnehmung und ihre Werte herausfordern und sie befähigen, ihr Leben zu meistern (vgl. Coe 1988, 51).

Bildung in der Schule sollte die Entfaltung des Kindes auf allen Ebenen seiner Persönlichkeit zum Ziel haben. Wie aufgezeigt, kann Tanzen dazu einen wesentlichen Beitrag leisten, denn "Learning is enhanced when the approach is multisensory. This gives a higher feeling of motivation and a stronger self-concept which overspills into the academic field" (Coe 1988, 54).

5.5 Inhalte Künstlerischen Tanzens

Inhalte des im Rahmen dieser Untersuchung vorgestellten Künstlerischen Tanzens sind die Bewegungslehre, Improvisation und Gestaltung, die im folgenden dargestellt werden.

5.5.1 Bewegungslehre

Bewegungslehre ist als ein Beitrag zur allgemeinen Entwicklung des Menschen anzusehen. Im Rahmen dieser Arbeit ist sie wesentliches Element des Künstlerischen Tanzens. Auch in ihr kommt das Künstlerische im Entdecken und Kreieren des Kindes zum Ausdruck. Ich sehe sie als Grundlage für Künstlerisches Tanzen an. Sie fördert die Koordination, Flexibilität, Isolationsfähigkeit und Konzentration, bezogen auf die Bewegung selbst als auch auf Bedingungen, die mit der Bewegung verbunden sind, wie die Beziehung zum Raum, zur Musik, zu Mittanzenden etc., die zum Tanzen hinführen.

Bewegen bedeutet, die Lage oder Stellung des ganzen Körpers oder einzelner Teile im Raum zu verändern. Jede Bewegung wird sichtbar im Körper. Sie muß jedoch mehr sein "als ein blasser Begriff eines beabsichtigten Geschehens", denn " nur das lebhaft geschaute Bild eines Geschehens hat Verwirklichungskraft, organisierende Kraft" (Jacobs 1985, 31). Indem der Ausführende selbst aktiv ist und handelt, nicht nur instinktiv, sondern indem er sich seines Bewegens bewußt ist, kann sie zu seiner Erfahrung werden und "gleichsam mit seinem Körper und seinem Bewegungssinn" (Jacobs 1985, 23) assimiliert werden. Nach dem Wissen, 'was' bewegt wird, liegt die Betonung auf dem, 'wie' die Bewegung ausgeführt wird. Das 'Wie' spiegelt sich in der Bewegungseigenschaft wider, die sich auf die Art der Ausführung einer Bewegung in bezug auf den unterschiedlichen Einfluß von Zeit, Raum und Kraft bezieht und durch den Bewegungsantrieb 'effort' (vgl. Laban 1984) geprägt wird.

Durch die Bewußtheit für die einzelnen Körperteile kann deren Flexibilität und Koordination erhöht werden, so daß Bewegungslehre zur Entwicklung von Körpergefühl und Körperbewußtsein im engeren Sinne und der ganzen Persönlichkeit im weiteren Sinne beitragen kann. Mit jeder noch so kleinen Bewegung ändern sich nicht nur die Stellung und Form des Körpers im äußeren Raum, sondern auch die Gegebenheiten von Muskeln, Sehnen und Gelenken im inneren Raum. Durch das Registrieren und Erspüren dieser Veränderungen verbindet sich das äußere Geschehen mit dem inneren Wahrnehmen, so daß die Bewegung erfahren werden kann und der 'innere Bewegungskörper' sich mit dem 'äußeren Bewegungskörper' verbinden kann. Ziel ist es nicht nur, den Körper zu bilden, indem Funktionen verändert werden, sondern darüber hinaus auf das Sein des Menschen einzuwirken, so daß er die Bewegungen als Ausdruck seines Selbsts erfahren kann (vgl. auch Jacobs 1985, 47). Sie ist nicht als 'abstrakter Handlungsablauf' zu verstehen', sondern als subjektiver Handlungsvollzug' (vgl. Petzold 1994, 4). "Wiedererlangen mußt du die Einsicht, daß du es bist, der sieht, hört und sich bewegt, und daß du es bist, der sich auf die Objekte einstellt" (Perls/Hefferline/Goodman 1981b, 84).

Bewegungslehre, in dem hier vorliegenden Ansatz, möchte den Menschen sowohl in seiner Beweglichkeit als auch in seiner Bewegung im Raum ansprechen. Sie hilft zum einen, das Bewußtsein für den eigenen Körper zu entwickeln, indem angeleitet wird, die Bewegungen zu beobachten und zu spüren, und zum anderen, ein Empfinden für den Raum und die Zeit, in denen bewegt wird, aufzubauen. Diese beiden großen Bereiche werde ich im folgenden näher erläutern.

Die Beweglichkeit des Menschen ist von der Freiheit abhängig, wie er seine Möglichkeiten anwenden kann. Im Erscheinen des Körpers spiegelt sich seine 'strukturelle Integration' wider, da eine "sinnvolle Integration von adäquaten räumlichen Beziehungen zwischen den Bausteinen des Körpers" abhängt (Rolf 1989, 18). So sind z.B. die Füße von immenser Bedeutung. Sie tragen den Körper mit seinem ganzen Gewicht. Die Art und Weise ihres Kontaktes mit dem Boden hat Auswirkungen auf die Anordnung der einzelnen Bausteine, z.B. Becken und Rückgrat, die gemeinsam die Zentralstruktur des Körpers bilden. Umgekehrt kann ihre Struktur Auswirkungen auf die Füße haben. Dieses Beispiel macht deutlich, daß nicht nur ein Bereich herausgegriffen werden darf, sondern jeder in seiner Beziehung zu den anderen gesehen werden muß. Abweichungen von der adäquaten Struktur, die sich häufig in Verspannungen äußern, haben Auswirkungen auf das gesamte Erscheinungsbild. Sie können verursacht sein durch beeinträchtigte Funktionen der Muskeln und Gelenke, die von emotionalen Spannungen oder Verletzungen herrühren können. Alexander macht in diesem Zusammenhang darauf aufmerksam, daß jede Veränderung im Teil eine Veränderung im Ganzen bewirkt und durch die Veränderung im Teil das Zusammenspiel des Ganzen verändert wird (vgl. Alexander 1985, 49, vgl. auch 4.5.2).

Die Arbeit an der Integration und Beweglichkeit des Körpers schließt jedoch nicht nur das Vermitteln von Wissen über die Funktionstüchtigkeit ein, sondern geht darüber hinaus, indem sie es mit der Erfahrung des Bewegenden zu verbinden sucht. Eine Bewegung ist nicht nur ein physischer Akt, der für sich allein steht, sondern ist immer mit dem Menschen verbunden, in diesem Falle mit dem Kind, das sich bewegt. Sie ist als ganzheitliches Geschehen in zweierlei Hinsicht zu verstehen: einmal auf der organischen und physischen Ebene, auf der sich die Innenbewegung von Atmung, Blutkreislauf und Stoffwechsel, die für die Versorgung der

Muskeln und Gelenke verantwortlich sind, mit der Außenbewegung verbindet, und zum anderen auf der emotionalen und kognitiven Ebene, auf der das Empfinden, Planen und Strukturieren im Ausführen sichtbar werden.

Eng mit der körperlichen Erfahrung ist die Selbsterfahrung verbunden. So sagen wir, ich bin glücklich oder müde, und nicht, mein Körper ist glücklich oder müde. Die Qualität des Empfindens der eigenen Leiblichkeit hat nach Bielefeld Einfluß auf die Selbstakzeptanz des Menschen. Er sieht einen Zusammenhang zwischen der Wertschätzung und Akzeptanz des eigenen Körpers und einer positiven Selbsteinschätzung (vgl. Bielefeld 1991, 24/29). Das Vertrauen in den eigenen Körper wirkt sich also sowohl auf das eigene Bewegungsvermögen als auch auf die gesamte Persönlichkeit aus. Dadurch kann sich die Wahrnehmung für die Umwelt, ihre Strukturen des Raumes und der Zeit schärfen (vgl. Jacobs 1985, 17), denen im Tanz große Beachtung geschenkt wird.

Aus dieser Sicherheit heraus kann sich die Bereitschaft vergrößern, andere Menschen wahrzunehmen und ihnen zu begegnen. Unter diesem Aspekt kommt der Erfahrung des eigenen Körpers besondere Bedeutung zu, insbesondere auch in der Arbeit mit sprachbeeinträchtigten Kindern.

Für die Wahl der Anregungen und Übungen folgt daraus, daß sie Funktion und Erfahrung zu verbinden suchen. Im Körpergedächtnis, in dem die Geschichte des Leibes festgehalten ist (vgl. 5.2) und das mit dem inneren Bewegungskörper verbunden ist, sind alle Erfahrungen, die wir mit unserem Körper gemacht haben, gespeichert. Durch das Ansprechen der Muskeln mit ausgewählten Themen können diese Erinnerungen belebt werden und mögliche Spannungen sich lockern (vgl. Lowden 1981). Die Anregungen können aber auch den Körper unterstützen, seine gesunde Struktur zu bewahren, und dadurch zum allgemeinen Wohlbefinden beitragen.

Übungen in Bodenlage erleichtern das Experimentieren, da das Gewicht dem Boden anvertraut werden kann, so daß sich die Muskeln leichter entspannen können, und sich der Übende nur auf den Bewegungsablauf zu konzentrieren braucht, ohne z.B. durch Gleichgewichtsprobleme abgelenkt zu werden. Beim Ausführen gibt es kein Richtig oder Falsch. Der Bewegende wird die Übungen zu jedem Zeitpunkt seinen Möglichkeiten entsprechend ausführen. Im eigenen Experimentieren wird er von dem ausgehen, was ihm leicht fällt, und im Verlauf durch seine Ideen auch

Themen erproben und üben, die er zufällig entdeckt und die ihm nicht so vertraut sind. Indem er auf seine Entdeckungen aufmerksam gemacht wird, können sie ihm bewußt werden, so daß er sie wieder aufgreifen kann. Nachdem sie zur Verfügung stehen, genügen häufig Zeichen, Blicke oder das Anbieten von Bildern, wie 'wachse in den Himmel', zur Erinnerung an eine aufrechte Haltung.

Das Verbinden der Aufgaben mit Bildern spricht die Phantasie an und erleichtert das Umsetzen. Wesentlich bei den Vorstellungen ist, solche zu wählen, die einen Prozeß verdeutlichen und nicht eine feste Position angeben, um die Weite der Möglichkeiten offenzuhalten. Eine in dieser Weise verstandene Arbeit geht über das Formale hinaus und kann lebendig werden und den Bewegenden in 'seiner Mitte' erfassen. Ziel ist nicht das 'Können' einer Übung, sondern das 'Sichbewegenkönnen'. Es ist z.B. nicht nur ein Bein zu heben und zu strecken, sondern sich vielmehr als derjenige zu erfahren, der das Bein streckt, der weiß, was er tut und wie er es tut, der weitere Möglichkeiten finden und beobachten kann, welchen Einfluß das arbeitende Bein z.B. auf den Rücken hat. Dadurch bleibt die Bewegung nicht isoliert, sondern wird mit dem Empfinden und Erfinden des Bewegenden in Verbindung gebracht.

Das Experimentieren mit eigenen Bewegungsmöglichkeiten zu vorgegebenen Themen kann weitergeführt werden, indem einige Sequenzen, die sich aus dem Bewegungsrepertoire entwickeln, herausgegriffen und in einer Abfolge festgehalten werden, die wiederholbar ist. Dadurch können sie Erinnerungsspuren im Körper hinterlassen und auch selbständig durchgeführt werden. Das eigene Ausführen spricht das Vorstellungsvermögen und die Fähigkeit zu kombinieren an. In diesem Moment vereinigen sich Denken und Tun, da der Einzelne sich vorstellen muß, was er tun möchte, um dann auszuführen, was er sich vorgestellt hat. Das Hinweisen auf Bewegungsabläufe und das eigene Beobachten, können die Bewußtheit für das eigene Tun entwickeln, was sich auch auf das gesamte Empfinden und Wahrnehmen auswirken kann.

Bewegungslehre hilft, wie dargestellt, zum einen, das Bewußtsein für den eigenen Körper zu entwickeln, indem angeleitet wird, mit den eigenen Möglichkeiten zu experimentieren, und zum anderen, das Empfinden für den Raum und die Zeit, in denen bewegt wird, zu entfalten. Nach Laban wird jede Bewegung durch diese zwei Faktoren geprägt: "die durch Abschnitte im Raum geschaffene Raumform und die durch Zeit geschaffenen

Rhythmen, welche beide vom Körper und seinen Teilen ausgeführt werden" (Laban 1984, 109).

Wo immer sich der Mensch bewegt, ist er von Raum umgeben, und mit jeder Bewegung verändert sich seine Beziehung im Raum. Die Erfahrung des Raumes bezieht sowohl den persönlichen Raum, die Kinesphäre, als auch den allgemeinen Raum ein (vgl. 3.).

Das Bewegen auf andere Plätze kann auf geradlinigen oder kurvenförmigen Wegen erfolgen. Der Weg dazwischen kennzeichnet die Raumform einer Bewegung. Die Bewegung wird fließender erscheinen, wenn die Betonung mehr auf dem Weg liegt, und eckiger, wenn die Punkte hervorgehoben werden (vgl. Laban 1984). Ein weiteres Merkmal der Bewegung ist die Ebene, auf der sie stattfindet. Sie kann hoch sein und den Raum von den horizontal ausgestreckten Armen aufwärts erfassen, tief sein und den Raum von den Hüften bis zum Boden umfassen oder sich in mittlerer Lage, dem Raum zwischen hoch und tief, ereignen (vgl. Perrottet 1983, 64).

Durch die Bewegung auf unterschiedlichen Raumwegen und Ebenen in Verbindung mit der Zeit wird der Raum gestaltet. So kann er z.B. langsam oder schnell, rollend oder kriechend durchquert werden. Durch die Konzentration auf bestimmte Rhythmen und Raumformen der Bewegung kann sich das Bewußtsein für den eigenen Ausdruck erhöhen, was nach Laban eine "unerläßliche Voraussetzung für die Klarheit und Genauigkeit aller Formen von Ausdruck und zwischenmenschlicher Kommunikation" ist (Laban 1984, 113).

Zusammenfassend kann mit Mettler gesagt werden, daß das Raummuster einer Bewegung "durch ihre Position, Richtung, Grösse und Gestalt bestimmt" ist (Mettler 1984, 59).

Die Bewegung im Raum geschieht in der Zeit, die neben der Raumform ein weiteres charakteristisches Merkmal jeder Bewegung ist. Die Beziehung der Bewegungen untereinander spiegelt sich im 'Zeit-Rhythmus' wider (vgl. Laban 1984). Sie können schnell und langsam ablaufen oder die Akzente zwischen diesen Polen vielfältig verändern, wie von langsam zu schnell oder umgekehrt, plötzlich oder gezogen u.a. Gesten können auch verharren, ohne die Bewegung zu unterbrechen, wie es unter dem Aspekt des Räumlichen scheinen würde. Im Blickwinkel der Zeit fließen sie weiter und können Element einer rhythmischen Entwicklung sein.

Abschließend kann in Übereinstimmung mit Wigman gesagt werden, daß es in der Bewegungslehre um "einen Wachstumsprozeß (geht), in dem körperliche Bewegung, seelische Bewegtheit und geistige Beweglichkeit sich die Waage halten müssen, um die Wandlung des Körpers vom Instrument zum Leib zu vollziehen" (Wigman 1986, 108).

5.5.2 Improvisation und Gestaltung

Improvisieren kann als ein Schlüssel zur Entwicklung und Erforschung in allen Lebensbereichen, im besonderen in den künstlerischen Tätigkeiten angesehen werden. Es bedeutet, etwas "ohne Vorbereitung aus dem Stegreif ausführen" (Duden 1985, 351). Es steht nicht im leeren Raum, sondern ist in einen Kontext eingebunden, innerhalb dessen Möglichkeiten erprobt werden. Wesentlich beim Improvisieren ist das Wecken der Vorstellungskraft, die in allen Lebensbereichen große Bedeutung hat, da das Lösen von Problemen vom Vorstellungsvermögen abhängig ist. Indem der Improvisierende in seiner schöpferischen Phantasie angesprochen wird, kann er überraschende Möglichkeiten entdecken. Durch seine Orientierung am Tun gibt das Improvisieren die Freiheit, vieles auszuprobieren, ohne auf ein Ergebnis hinzustreben.

Auf den Tanz bezogen besagt dies, daß Bewegungen und tänzerische Abfolgen aus der Situation entdeckt werden, ohne ein Ziel damit zu verfolgen. Zu vorgegebenen Themen, aus der Bewegungslehre oder Phantasiewelt, können die Improvisierenden spontan etwas hervorbringen und sich mit ihrem Reichtum an inneren Bildern, Ideen und Gedanken zum Ausdruck bringen. Für Mettler ist das Improvisieren "die zugänglichste und freieste aller Tanzerfahrungen" (Mettler 1984, 42).

Tänzerisches Improvisieren kann die Experimentierenden herausfordern, etwas Neues zu entdecken in ihrer Bewegung sowie im Kontakt zu anderen und neue Räume bezüglich der Selbstwahrnehmung eröffnen. Die Vorstellungsbilder können unterstützen, eine Bewegung zu intensivieren. Eine Improvisation mit dem Thema 'große Armbewegung' kann z.B. inspiriert werden durch die Vorstellung, als großer Adler über den realen Raum hinaus nach draußen zu fliegen.

Das zufällig in der Improvisation Gefundene kann zu Gestaltungen hinführen. Sie unterscheiden sich von den Improvisationen dadurch, daß sie geplant und wiederholbar sind. Buytendijk vergleicht sie mit einer wiedergebenden 'Schrift', einer "reproduzierende(n) Improvisation eines erzählenden Ganzen, das gerade durch die persönliche Anwesenheit des Tänzers den Charakter und den Ernst einer 'Geschichte' erhält. Der Tänzer steigert die Natur seiner Leiblichkeit dadurch empor, daß er seinen Leib das tun läßt, wozu eigentlich nur der Geist imstande ist" (Buytendijk 1955, 52). Im Prozeß, der zu der Gestaltung führt, kann der Tanzende mit seinem schöpferischen Vermögen in Berührung kommen und viel Selbstbestätigung erfahren. Das Entdecken der eigenen Bewegungsmöglichkeiten, das Planen und Finden von Lösungen in Gestaltungen kann wie das Improvisieren über den Bereich des Tanzes hinausgehen und sich auf andere Tätigkeiten übertragen.

Zur Unterstützung des Kreierens können bei Improvisationen und Gestaltungen äußere Komponenten hinzukommen, in Form von Bühnenraum, Musik, Licht, Kostümen und Requisiten, wie Tücher, Seile, Stühle u.a.

Besondere Bedeutung gewinnt der Raum im Bühnenraum. Durch seine Bestimmung schafft er eine Abgrenzung in einem größeren Raum und unterteilt klar in Darbietende und Zuschauende. Die in der Bewegungslehre erarbeiteten Grundlagen gewinnen eine andere Dimension im Bühnenraum. Während es in der Bewegungslehre keine Rolle spielt, wo sich der Einzelne im Raum befindet und experimentiert, gewinnt die Wahl des Ortes auf der Bühne an Bedeutung. Die Wege können geradlinig oder kurvig zu den Abgrenzungen des Bühnenraumes oder Diagonalen verlaufen. Humphrey fand heraus, daß der Tanzende stärker oder schwächer präsent erscheint je nachdem, auf welchen Raumpunkten oder Raumwegen er sich befindet und unterscheidet 6 starke und 7 schwache Positionen (vgl. Humphrey 1985, 113).

Der Bühnenraum kann dazu beitragen, den Ausführenden aus dem Alltäglichen herauszuheben. Er präsentiert sich für andere, indem er in seinem Tanz etwas erzählt und es seinen Zuschauern mitteilt. Das Einbeziehen von veränderbaren Lichtverhältnissen kann das Besondere des Bühnenraumes unterstreichen und die Atmosphäre mitgestalten sowie Geschehen hervorheben oder in den Hintergrund treten lassen.

Musik erfüllt den Raum. So wie der Raum den Tanz durch seine äußere Struktur unterstützt, unterstützt Musik die innere Struktur. Wie beim Tanz sind Rhythmus, Harmonie und Melodie wesentliche Elemente ihres

Ausdrucks. Sie kann die Tanzenden inspirieren und sie spezifische Formen in ihrer Bewegung finden lassen. Neben der Harmonie und der Melodie kommt dem Rhythmus besondere Bedeutung zu. So wie er die Welt, im Wechsel von Tag und Nacht, Sommer und Winter, Ebbe und Flut u.a., und unser ganzes menschliches Sein in unserer Atmung, Sprache, in Funktionsrhythmen wie dem Herzschlag und in der Art wie wir uns fortbewegen, durchdringt, erfaßt er auch den Tanzenden. Indem der Tanzende das Gewicht von einem Bein auf das andere verlagert, vollzieht er eine rhythmische Bewegung, die als eine der Grundrhythmen im Tanz angesehen werden kann. Nach Humphreys Überzeugung entwickelte sich aus dieser Gewichtsverlagerung die Bewußtheit für Akzente im Tanz (vgl. Humphrey 1985, 149). Durch diese Akzentuierung prägt er die Struktur des Tanzes, wie die Harmonie und Melodie die Atmosphäre und Stimmung mitgestalten.

Kostüme und Requisiten können ein weiteres Detail sein, Atmosphäre und Charakter näher zu definieren. Sie können vielfältige Anregungen geben, wenn sie entweder als Objekte einbezogen werden oder durch ihre Form zu Bewegungsformen anregen. Kostüme erleichtern die Identifikation eines vorgestellten Charakters und unterstützen den Darstellenden, spezifische Bewegungselemente zu finden.

Der Einsatz von Kostümen, Requisiten, Musik oder Bewegungsthemen ist als 'Bewegungsidee' (vgl. Mettler 1984, 43) zu verstehen. Die Impulse werden sich an Themen orientieren, die dem Lernenden neue Anregungen geben und dadurch sein Bewegungsrepertoire erweitern können. Sie schaffen den Rahmen, in dem er improvisiert und gestaltet. Es ist jedoch jedem Einzelnen überlassen, ob er sie einbezieht oder nicht. Die Herausforderung, seine Entdeckungen in einem vorgegebenen Rahmen zu machen, können sich fördernd auf seine Erfindungsgabe, seine Flexibilität, seine Originalität, seine Experimentierfreude und sein divergentes Denken auswirken. Die Suche nach Lösungen können ihn mit seinem 'genuinen schöpferischen Potential' in Berührung bringen (vgl. Deharde 1978, 89). Er ist angesprochen, selbst aktiv zu werden und sich als handelnd zu erleben. Ein wesentliches Moment in der Improvisation und Gestaltung ist die Kommunikation und Kooperation mit anderen. Der Tanzende kann lernen, die anderen wahrzunehmen und in seinem Tanzen auf sie zu achten und sie einzubeziehen. Er kann erfahren, daß sie seine Ideen schätzen und darauf eingehen und er sich auf ihre Vorhaben einlassen kann.

Durch Bewegungslehre, Improvisation und Gestaltung können das Selbstbewußtsein, die Kreativität und die Lernfähigkeit gesteigert und auf diese Weise die Selbsteinschätzung des Kindes, seine Gefühle und sein Verhalten positiv beeinflußt werden (vgl. auch Frostig 1985, 16).

6. Pädagogik des sprachbeeinträchtigten Kindes

Die Pädagogik des sprachbeeinträchtigten Kindes, die Sprachbehindertenpädagogik, ist eine Teildisziplin der Sonderpädagogik, die sich "mit Fragen der Erziehung, des Unterrichts und der Therapie bei sprachgestörten und sprachentwicklungsgefährdeten Personen" beschäftigt (Grohnfeldt 1987, 1). Ihr Ziel ist, die Eingliederung des sprachbeeinträchtigten Kindes in seine Familie, die Gesellschaft und die Regelschule zu ermöglichen. Das bedeutet, daß sie sich sowohl an den Lehrplänen der Regelschule orientiert als auch durch entsprechende Förderung die Beeinträchtigungen abzubauen sucht. In diesem Spannungsverhältnis, den medizinischen Ansprüchen zu heilen und der pädagogischen Aufgabe zu erziehen, stand sie von Anbeginn ihrer Geschichte, mitbedingt durch das Ableiten ihrer Ursprünge aus der Medizin und Hörgeschädigtenpädagogik. Dies brachte es mit sich, daß unterschiedliche Wertmaßstäbe angelegt wurden, die zum einen einem mechanistischen Weltbild und zum anderen einem ganzheitlichen Weltbild entsprachen (vgl. Grohnfeldt 1987, 2).

Bei der Diagnose und Förderung des Kindes kommt dem zugrunde gelegten Menschenbild wesentliche Bedeutung zu, da es als 'zentrale Kategorie' "zu einer präjudizierenden Sichtweise bei der Beurteilung allgemeiner Leit- und Zielvorstellungen, der Diagnose, Didaktik, Methodik und Therapie führt" (Grohnfeldt 1987, 4).

Vertreter eines mechanistischen Weltbildes folgen in erster Linie einem naturwissenschaftlich-objektivistischen Verständnis und konzentrieren sich vorwiegend auf den äußeren Aspekt der Sprache, die Diagnose der Defizite, in der Regel auf der Grundlage von standardisierten Tests, sowie auf Übungen zur Behandlung der Auffälligkeiten. Ihr Vorgehen trug mit dazu bei, daß die "Strukturen und der Sprechvorgang objektiviert und nicht des Menschen Sprache als etwas Subjektives betrachtet" wurde (Rodenwaldt 1990, 57). Die Begriffswahl 'Sprachbehindertenpädagogik' impliziert jedoch "die Verpflichtung auf die Grundwissenschaft Pädagogik" (Orthmann 1980, 83).

Wahrscheinlich inspiriert durch die Reformpädagogische Bewegung, gingen bereits in den zwanziger Jahren von Rothe und Hansen erste Ansätze zu einem ganzheitlichen Menschenbild aus. So schrieb Rothe: "Aufgabe der Erziehung bei Sprachleiden ist nicht nur das Eingewöhnen in die neugelernte Sprechart, sondern ist vor allem die Erziehung des ganzen

Menschen" (Rothe 1929, 16). Erschwert wurde die Ausbreitung dieses neuen Bewußtseins durch das Interesse unterschiedlicher Wissenschaften wie Linguistik, Phonetik, Medizin, Pädagogik, Psychologie, Soziologie u.a. am sprachbeeinträchtigten Kind. Jeder dieser für die Sprachbehindertenpädagogik befruchtenden Wissenschaftsbereiche betrachtete die Sprachbeeinträchtigung jedoch unter seinem Aspekt ohne den 'Gesamtprozeß eines sprachlichen Entwicklungsgeschehens' im Auge zu behalten (vgl. Rodenwaldt 1990, 83). Darüber hinaus bergen diese Wissenschaften die Gefahr, daß sie ihre Begrifflichkeiten und Verfahren auf die Sprachbehindertenpädagogik übertragen und das Anliegen der Pädagogik darüber aus dem Blick verloren wird (vgl. Grohnfeldt 1989, 15).

Impulse aus der Humanistischen Psychologie und Gestaltpädagogik hatten zunächst wenig Einfluß auf die Sprachbehindertenpädagogik. Gerade ihre Intention jedoch, den Menschen als Einheit seiner Körperlichkeit, Emotionalität und Intellektualität zu sehen, der in Interaktion mit seiner Umwelt steht, hat große Bedeutung für die Arbeit mit dem sprachbeeinträchtigten Kind, da durch diese Sichtweise, das Symptom zunächst in den Hintergrund treten kann (vgl. 4.6). Erst ab Mitte der achtziger Jahre griff die Sprachbehindertenpädagogik auf 'Menschenbilder' zurück und man erinnerte sich wieder "an die Bedeutung des ganzheitlich-interaktionalen Vorgehens und der Beziehung im spracherzieherischen Handeln" (Baumgartner 1994, 147). So steht für Knura im Brennpunkt des Interesses der Sprachbehindertenpädagogik "nicht allein die entwicklungsverzögerte bzw. gestörte Sprache, sondern der durch sie in seinen Lebensbezügen beeinträchtigte, in seiner Persönlichkeits- und Sozialentwicklung gefährdete oder behinderte und deshalb in besonderer Weise erziehungsbedürftige Mensch" (Knura/Neumann 1982, 5). Die Aufmerksamkeit begann sich dem Kind zuzuwenden, das durch seine sprachliche Beeinträchtigung in der Entfaltung seiner Persönlichkeit eingeschränkt ist. Im Sinne eines dynamischen Grundverständnisses wurde die Beeinträchtigung nicht mehr ausschließlich als eine "Störung von einzelnen im Sinne einer *Pathologie des Individuums* verstanden", sondern "zunehmend auch als interaktives Geschehen im Sinne einer *Pathologie der Beziehungen* unter erschwerten Lebens- und Lernbedingungen" (Grohnfeldt 1991, 257/258). Die Einschränkungen in der Sprachfähigkeit wurden mit der gesamten Person verbunden und zugleich als Ausdruck ihrer wechselwirkenden Interaktion angesehen. Die Zuwendung zu dem sprachbeeinträchtigten Kind als

Persönlichkeit führte dazu, daß nicht mehr ausschließlich seine Sprachlichkeit, sondern auch seine Wahrnehmungsfähigkeit, Motorik, Emotionalität, Kognition und Soziabilität in die Diagnose und Förderung aufgenommen wurden.

In einer ganzheitlichen Betrachtung werden diese einzelnen Bereiche nicht in einer Kausalbeziehung wie im mechanistischen Weltbild zueinander in Beziehung gesetzt, sondern strukturartig zu einem Netz verdichtet, das eine neue organische Gestalt darstellt (vgl. Grohnfeldt 1987, 3 und 1996). Die einzelnen Faktoren können sich gegenseitig bedingen und sich beeinflussen, so daß Ursache und Wirkung nicht auszumachen sind. Im Vordergrund des Interesses steht die Gestalt der Sprachbeeinträchtigung, in die die einzelnen Elemente eingeordnet sind.

In der Förderung wirkte sich die veränderte Sichtweise derart aus, daß sie sich nicht in erster Linie am Erreichen einer Norm orientierte, sondern an den individuellen Möglichkeiten und dem Lerntempo des Kindes.

Von wesentlicher Bedeutung in der Arbeit mit dem sprachbeeinträchtigten Kind wird der Dialog, "bei dem die Beziehung und das ganzheitliche Verstehen die entscheidende Grundlage therapeutischen Handelns sind" (Grohnfeldt 1987, 5). Die Arbeit am Symptom ist der Erlangung von sozialer und kommunikativer Handlungsfähigkeit untergeordnet, die als das übergeordnete Ziel der sprachtherapeutischen Intervention angesehen werden (vgl. Grohnfeldt 1985, 30).

Ausgehend von einem ganzheitlichen Menschenbild, schließt ein Handlungskonzept ein, das Kind in der Entwicklung seiner Autonomie, Eigenaktivität, Kooperation und Identität zu unterstützen, so daß die "Förderung einer zielgeleitet handelnden, selbstbestimmten Persönlichkeit zu einer sprachheilpädagogischen Aufgabe wird" (Grohnfeldt 1991, 258). Darüber ist die Einbettung des Kindes in sein soziales Umfeld nicht zu vergessen. Beide, Kind und Umwelt, wechselartig aufeinanderbezogen, bewirken sich gegenseitig, so daß die Beeinträchtigungen des Kindes immer in Beziehung und im Gesamtzusammenhang seiner Umgebung zu interpretieren sind.

Die wechselseitige Bezogenheit birgt die Chance, fördernd aufeinander einzuwirken. Intention ist, nach Möglichkeiten zu suchen, mehrere Bereiche gleichzeitig anzusprechen, wie es im Tanzen möglich ist, um das 'schöpferische Potential' des Kindes und seine 'Selbstgestaltungskräfte' zu aktivieren. Dadurch wird von dem herausragenden Symptom abgelenkt, und gleichzeitig kann auf mehrere Entwicklungsbereiche eingewirkt und die Struktur verändert werden. Wesentlich ist, die Wahrnehmung und das Interesse des Kindes zu wecken und es auch für seine Sprache zu sensibilisieren.

Eine so verstandene Pädagogik bezieht das sprachbeeinträchtigte Kind als Person ein, das sich in seiner Sprache durch Worte realisiert. Sie bemüht sich, die "Phänomene (der beeinträchtigten Sprache Anm.d.V.) so zu erfassen, wie sie sind und nicht wie sie aufgrund von Vorurteilen oder Theorien erscheinen" (Lamnek, 1988, 53). Das Kind wird zum aktiv handelnden Subjekt, "das mit seinen sprachlichen Beeinträchtigungen im Mittelpunkt des diagnostisch-therapeutischen Handelns steht" (Rodenwaldt 1990, 12). Dies entspricht einer geisteswissenschaftlich bzw. phänomenologisch-hermeneutischen Betrachtungsweise und isoliert die Sprache nicht vom Menschen, sondern sucht das Symptom aus der Lebenswirklichkeit des Kindes heraus zu verstehen. Aus den äußeren Erscheinungsbildern der beeinträchtigten Sprache versucht sie etwas Inneres, das nicht wahrnehmbar ist, zu erfassen, denn "in Wahrheit nämlich steckt die Sprache nicht im Menschen, sondern der Mensch steht in der Sprache und redet aus ihr" (Buber 1983, 49).

Beeinträchtigte Sprache sollte immer in wechselseitiger Bezogenheit der geisteswissenschaftlichen Betrachtung, die den Blick auf das Ganze des Erscheinungsbildes richtet, in das die einzelnen Teile integriert sind, und der naturwissenschaftlichen Betrachtung stehen, die ihre Aufmerksamkeit dem Einzelnen zuwendet, das Teil eines Ganzen ist.

6.1 Sprache des Menschen als Ausdruck und Fähigkeit

In seiner Sprache artikuliert sich der Mensch. Wenn wir von Sprache sprechen, beziehen wir uns im allgemeinen auf die gesprochene und geschriebene Sprache, dem 'bildenden Organ des Gedankens' (vgl. Humboldt 1985, 45). In ihr kommen jedoch nicht nur unsere Gedanken zur Mitteilung, sondern auch unser Erleben und Empfinden, die die Worte begleiten und durch den Körper in Stimme und Gestik realisiert werden. Darüber hinaus verfügt der Körper über eine eigene Sprache, wie sie im Tanzen zum Ausdruck kommt. In ihr vereinigen sich Empfindungen, Bilder, Vorstellungen und Gedanken zu einer eigenständigen Darstellung, ohne an

Worte gebunden zu sein. Dem entsprechend kann die Aussage Humbolds erweitert und Sprache auch als das 'bildende Organ' des Vorstellens, Erlebens und Gestaltens angesehen werden. In dieser umfassenden Bedeutung schließt sie sowohl die Fähigkeit ein, die Strukturen einer Sprachgemeinschaft anzuwenden als auch den Ausdruck, in dem sich inneres Erleben kundtut.

Ausdruck besteht bereits vor der Fähigkeit zu sprechen. Schon das kleine Kind drückt sich durch die Stimme und Bewegungen seines Körpers aus und teilt sich mit. Erst später in seiner Entwicklung erwirbt es die Fähigkeit, seinen Ausdruck durch die Lautsprache zu erweitern. Diese ist in den Kontext seines Ausdrucks eingebettet zu sehen, so daß in seinem Sprechen der Sinn, der Klang und die Einstellung des gesamten Körpers und nicht nur der Sprechorgane eine unauflösliche Einheit bilden (vgl. Porzig 1993, 192). Durch diese Verflechtung fällt es schwer, Sprache als getrennt vom Menschen zu betrachten. Sie ist nicht etwas, das er besitzt, sondern es ist die Sprache, in der er 'steht' als des 'Menschen Sprache' (vgl. Westrich 1989, 2), die als eines der wesentlichsten Phänomene seines Menschseins angesehen werden kann. In ihr spiegelt sich sein leiblich-geistiges Wesen wider, und jeden Augenblick ihres Daseins muß die Sprache das besitzen, was sie zu einem 'Ganzen' macht, "unmittelbarer Aushauch eines organischen Wesens in dessen sinnlicher und geistiger Geltung" (Humboldt 1968 IV, 3). Humboldt vergleicht die Sprache mit einem großen Gewebe, in dem jeder Teil mit dem anderen und alle mit dem Ganzen in einem Zusammenhang stehen. "Der Mensch berührt im Sprechen ... immer nur einen abgesonderten Teil dieses Gewebes, tut dies aber instinktartig immer dergestalt, als wären ihm zugleich alle, mit welchen jener einzelne notwendig in Übereinstimmung stehen muß, im gleichen Augenblick gegenwärtig" (Humboldt 1985, 65).

Erfahrungen können dazu führen, daß diese Einheit nicht mehr gegeben ist: Zum einen, wenn zwar die Fähigkeit zu sprechen besteht, jedoch der sprechende Mensch mit seinem Erleben und seinem Empfinden nicht erscheint, zum anderen, wenn sich seine Fähigkeit zu sprechen nicht entwickelt und die Sprache unzulänglich bleibt.

In seiner Lautsprache macht der Sprechende seine Gedanken durch stellvertretende Zeichen gegenwärtig. Er kann sein Sprechen lediglich als Informationsträger benutzen, ohne mit dem Ausdruck seiner Person verbunden zu sein, oder als Mitteilung von sich. Er kann in ihr sowohl

Distanz überwinden als sich auch auf Vergangenheit und Zukunft beziehen und "die ganze Welt jenseits seines augenblicklichen Standortes erreichen" (Porzig 1993, 59). In der Sprache des Tanzes artikuliert sich der Tanzende mit seinem ganzen Körper, mit dem er Möglichkeiten findet, die unmittelbaren Bilder seiner Empfindungen und Vorstellungen auszudrücken. Sein Tanz ist immer ortsgebunden und nur auf den gegenwärtigen Augenblick bezogen. Ohne die Verbindung zu seiner Person ist es Bewegung, jedoch kein Tanzen. Lautsprache als Ausdruck der Person kommt der Sprache des Tanzes nahe. Auch sie ist nach Humboldt etwas 'beständig und in jedem Augenblick vorübergehendes' (vgl. Humboldt 1985, 36). Auch wenn sie im geschriebenen Wort festgehalten werden kann, gibt diese lediglich die Information wieder ohne den Ausdruck der unmittelbaren Lebendigkeit.

Mit Worten können Gedanken und Dinge bezeichnet werden. Sie stehen für eine Sache, als ob diese selbst gegenwärtig wäre. Sie sind ein Abbild der Wirklichkeit und schaffen Bedeutung, doch sie sind diese nicht selbst. Korzybski vergleicht die Sprache mit einer Landkarte und bezeichnet sie als 'Landkarte der Wirklichkeit'. So wie eine Landkarte nicht das Gelände selbst ist und es auch nie so wiedergeben kann, so kann das Wort nicht die Sache selbst sein, für die es steht. Demnach liegen die Bedeutungen nicht in den Wörtern selbst, sondern in unseren Erfahrungen (vgl. Hayakawa 1967, 40). Begemann bezeichnet dies mit 'Eigenwelterleben' (vgl. Begemann 1995, 14). In jedem Gedanken, den der Mensch zum Ausdruck bringt, ist sein affektives Verhältnis zu der in diesem Gedanken dargestellten Wirklichkeit verarbeitet (vgl. Wygotski 1986, 15). So wecken Worte, die das gleiche bezeichnen, in jedem Menschen unterschiedliche Bilder und Vorstellungen, da er sie mit seinen eigenen Erfahrungen in Verbindung bringt. Obwohl jedem Ausdruck unterschiedliche Erfahrungen zugrunde liegen, verstehen Menschen sich dadurch, "daß sie gegenseitig ineinander dasselbe Glied der Kette ihrer sinnlichen Vorstellungen und inneren Begriffserzeugungen berühren, dieselbe Taste ihres geistigen Instruments anschlagen, worauf alsdann in jedem entsprechende, nicht aber dieselben Begriffe hervorspringen. ... Wird nun aber auf diese Weise das Glied der Kette, die Taste des Instrumentes berührt, so erzittert das Ganze, und was, als Begriff aus der Seele hervorspringt, steht in Einklang mit allem, was das einzelne Glied bis auf die weiteste Entfernung umgibt. Die von dem Worte in Verschiedenen geweckte Vorstellung trägt das

Gepräge der Eigentümlichkeit eines jeden, wird aber von allen mit demselben Laute bezeichnet" (Humboldt 1985, 138f).

Korzybski schlägt vor, sich extensional zu verhalten, das heißt, "sich bewußt sein, wie Dinge, Tatsachen und Vorgänge in der Wirklichkeit miteinander verknüpft sind, also nicht wie sie in den Worten, in denen man über sie spricht, erscheinen" (Rapoport 1967, 18). In seiner 'Allgemeinen Semantik' schuf er eine Methode, "um die Aufmerksamkeit von den Symbolen weg auf die hinter ihnen liegende Wirklichkeit hinzulenken" (Rapoport 1967, XVII). Sein zentraler Gedanke war, "daß die Sprache weit davon entfernt ist, ein bloßes Werkzeug des Denkens und der Kommunikation zu sein. Sie trägt vielmehr einen ganzen Komplex von Voraussetzungen über die Welt und über uns selbst in sich - Voraussetzungen, die verschiedene Gedanken, die wir haben können, weitgehend formen und bestimmen" (Hayakawa 1968, III). Humboldt drückt die gleiche Beziehung in folgenden Worten aus: "In die Bildung und den Gebrauch der Sprache geht ... die ganze Art der subjektiven Wahrnehmung der Gegenstände über. Denn das Wort ... ist nicht ein Abdruck des Gegenstandes an sich, sondern des von diesem in der Seele erzeugten Bildes" (Humboldt 1985, 53).

Auch Perls schenkte der Semantik besondere Aufmerksamkeit. Ihren Ansatz sieht er nicht verwirklicht ohne das Einbeziehen des Gestaltansatzes, denn "eine Bedeutung ist die Beziehung einer Vordergrundfigur zu ihrem Hintergrund. ... die Gestalt, das heißt die Beziehung eines Teils zu einem Kontext, zu einer größeren Einheit, ist das, was ihm die Bedeutung gibt" (Perls 1987, 142). Damit weist er darauf hin, daß die Bedeutung eines Wortes immer mit der Erfahrung desjenigen verbunden ist, der es spricht. Diese Aussage kann erweitert werden auf die Beeinträchtigungen der Sprache. Unter Berufung auf Korzybski ging Perls davon aus, daß eine integrierte Sprache eine integrierte Persönlichkeit zur Folge haben würde (vgl. Perls 1987, 29). Ziel des Sprechens ist für ihn die Kontaktsprache, die er vom Verbalisieren (vgl. 4.2) unterscheidet. Diese dient nicht 'als Mittel der Kommunikation oder des Ausdrucks', sondern schützt "nur die eigene Isolierung, sowohl von der Umwelt wie vom Organismus" (Perls 1981a, 111).

Es ist folglich nicht die äußere Wirklichkeit der Welt, sondern das Bild von ihr in seinem Bewußtsein, das der Sprechende in seiner Sprache ausdrückt. Indem er sie bezeichnet, bildet er sie nicht nur ab, sondern formt sie, so daß im ausgesprochenen Wort die Sache selbst erst zur Bestimmtheit kommt und sich verwandelt und gestaltet (vgl. Bollnow 1979, 97).

Wygotski versucht das Phänomen der Sprache zu fassen, indem er sie in innere und äußere Sprache unterteilt (vgl. Wygotski 1986). Unter der äußeren Sprache versteht er die Sprache, die sich artikuliert. Sie verläuft linear, das heißt, mehrschichtige Zusammenhänge können nur nacheinander ausgedrückt werden. Die innere Sprache gehorcht nicht dieser Ordnung. Sie strukturiert nicht wie die äußere Sprache, bildet z.B. keine vollständigen Sätze und ist komplexer und mehrdimensional. In ihrem Mittelpunkt "stehen Inhalte, die an Worten oder auch an Bildern bewußt werden" (Begemann 1995, 19). Begemann bezeichnet sie als "inhaltliches Denken im Raum" (Begemann 1995, 19). Die innere Sprache kann im Tanz ihren Ausdruck finden. In ihm gelingt die Umsetzung der inneren Bilder, Empfindungen, Strukturen etc. auf mehreren Ebenen gleichzeitig.

Zur Verdeutlichung des Gesagten möchte ich folgendes Beispiel anführen. In einer Improvisation mit dem Thema 'Rollen' experimentierte ich mit unterschiedlichen Möglichkeiten. Als ich mein Tun zu benennen suchte, konnte ich keine Worte dafür finden, obwohl ich ein Empfinden dafür hatte. Zunächst bezeichnete ich es als 'nah und fern'. Einige Zeit später, in einem anderen Bewegungszusammenhang, hatte ich das klare Bild von Ringen im Wasser, die sich auseinander bewegen. Ab diesem Zeitpunkt konnte ich mit diesem Bild bewußt weiterarbeiten und andere Ideen dazu entwickeln. Die Improvisation veränderte sich je nachdem, ob ich von oben auf diese Ringe sah oder von der Fischperspektive aus. Die Raumebenen konnte ich schnell hintereinander wechseln, die Bewegungen gleichzeitig schnell und fließend oder gehalten ausdrücken, nur die Arme oder mehrere Körperteile zur gleichen Zeit bewegen. Was ich jetzt nacheinander beschrieben habe, davon ereignete sich vieles zur gleichen Zeit. Ich war in Kontakt mit diesem Erleben und brachte mich in dieser Verbindung zum Ausdruck. An diesem Beispiel wurde mir deutlich, daß sich meine Bewegung formte im Einklang mit der Musik, ohne daß ich zunächst eine bestimmte Vorstellung hatte. Erst als mir bewußt wurde, was ich tat, begann ich planend zu gestalten.

Das gleiche ereignet sich beim Sprechen, wenn sich Eindrücke zu Gedanken formen und in Worten hörbar werden. Durch das Aussprechen und

Darstellen lösen sie sich aus dem diffusen Sein und werden zur konkreten, bewußten und abgegrenzten Erfahrung. Indem sie wirklich werden, werden sie faßbar und mit ihnen der Mensch, der sie ausdrückt. Er wird seiner Umwelt mit größerer Wachheit und verstärkter Wahrnehmungsbereitschaft begegnen. Dieses Interesse wirkt auf seine Sprache zurück, da er sich auch stärker beeindrucken lassen wird und das Wahrgenommene sich in Worten wieder verfügbar machen kann. Je offener er sich in seiner Welt bewegt, um so mehr Dingen wird er mit Aufmerksamkeit begegnen und sich von ihnen beeindrucken lassen. Er nimmt wahr, was eine Bedeutung für ihn hat. Indem er seinen Gedanken und Vorstellungen hörbare und sichtbare Gestalt gibt, verbindet er in seiner Sprache seine innere und äußere Welt und füllt sie mit Sinn. Dadurch kann er sie verstehen und durch das Begreifen wird ihm seine Wirklichkeit zu einer 'vertrauten Welt', in der er sich sicher bewegen kann (vgl. Bollnow 1979, 152). Für Merleau-Ponty ist "aller Sinn (ist) eingelassen in das Wort, und das Wort selbst ist die äußere Existenz des Sinnes" (Merleau-Ponty 1966, 216), wie es auch die Tanzgeste ist. Der Sinn beschränkt sich nicht nur auf die physische oder physiologische Erscheinung in der Geste im Tanz oder auf den bloßen Wortlaut im Wort, sondern beide, Wort und Geste, sind Bekundungen des Menschen in unterschiedlicher Gestalt. Das Wort ist in Wahrheit Gebärde, das seinen Sinn in sich trägt, wie die Geste den ihren (vgl. Merleau-Ponty 1966, 217). In beiden teilt sich der Mensch mit. Dabei fließen sowohl die kognitiven und motorischen Fähigkeiten als auch Erfahrungen und Empfindungen zusammen. So ist "der wirkliche Stoff der Sprache ... auf der einen Seite der Laut überhaupt, auf der anderen die Gesamtheit der sinnlichen Eindrücke und selbsttätigen Geistesbewegungen, welche der Bildung des Begriffs mit Hülfe (Hilfe) der Sprache vorausgehen" (Humboldt 1985, 41)

Sie erschafft sich, während sie entsteht, und ist folglich kein Werk (Ergon), sondern eine Tätigkeit (Energeia) (vgl. Humboldt 1985, 36), die den Menschen formt, indem sie sein Erfassen der Welt und seine Selbstverwirklichung mitgestaltet. Erst das Verständnis eines Wortes oder einer Bewegung macht die Erfahrung einer Sache oder Empfindung möglich. "Die Sprache geht also voran und bahnt erst den Weg zur Sache" (Bollnow 1971, 25).

Humboldt vergleicht die Sprache mit der Kunst, da sie wie diese danach strebt, das Unsichtbare sinnlich darzustellen (vgl. Humboldt 1959, 86).

Beide können als Ausdruck des individuellen Seins betrachtet werden, die auf ihre Anschauung und Einbildungskraft zurückgreifen, um damit zu gestalten. Durch seine Einbildungskraft nimmt das Individuum die Wirklichkeit auf und verhindert dadurch ein Auseinanderfallen in verschiedene Teilbereiche. Sie befähigt den Menschen, in seiner Ganzheit der Welt entgegenzutreten.

Auf dem Hintergrund dieses Vergleiches wird deutlich, daß sich im Tanz Sprache und Kunst vereinigen und die vorhergehenden Aussagen über die Sprache, die sich in erster Linie auf die Lautsprache bezogen haben, uneingeschränkt auf das Tanzen als Sprache übertragen werden können. So vergleicht Laban den Tanz als 'Bewegungskomposition' mit der Sprache. Er sagt: "Wie Wörter sich aus Buchstaben aufbauen und Sätze aus Wörtern, so bauen sich einzelne Bewegungen aus Elementen und Tanzphrasen aus Bewegungen auf" (Laban 1984, 41). Was in der Lautsprache den Worten entspricht, die Gedanken hörbar machen, ist im Tanzen dem Bewegungsvokabular vergleichbar, das Vorstellungen und Erleben sichtbar macht. Beide brauchen Elemente voneinander: Die Lautsprache das Mitschwingen von Empfindungen und das Tanzen gedankliche Strukturen, um zum Ausdruck des Menschen zu werden.

Um sich artikulieren zu können, brauchen Tanzen und Sprechen ein Medium, ein Vokabular und eine Struktur. Folgende Darstellung veranschaulicht die Zuordnung:

	Tanzen	**Sprechen**
Medium	Körper	Laut
Vokabular	Bewegungsmöglichkeiten	Wortschatz
Struktur	Schritte, Bewegungsqualitäten, Raum, Raumebenen	syntaktisch-morphologische Struktur

Das Wesen der Sprache im Tanzen und Sprechen ist die Kommunikation. Indem sich der Mensch in seinen Worten oder in seinem Tanz an einen anderen richtet, tritt er aus seiner Welt, nimmt an seiner Umwelt teil und bezieht diese ein. Durch das Aussprechen nimmt er Anteil an der gemeinsamen Welt der Sprechenden, "zu der das aktuelle Sprechen, das neue Wort, sich verhält wie die Gebärde zur Sinnenwelt" (Merleau-Ponty 1966, 221). Im Tanzen kann der Mensch in ein Zwiegespräch zu sich selbst, der

Musik oder Gegenständen treten, ohne zunächst Beziehung zu einem Menschen aufzunehmen. Diese Erfahrung kann dazu führen, wach und bereit für die Begegnung mit Menschen zu werden, im Tanzen mit ihnen gemeinsam zu gestalten und sich in Worten an sie zu wenden.

Bollnow unterscheidet zwischen einem sachlichen Sprechen und dem mit Wachstum verbundenen Sprechen. Durch das sachliche Sprechen werden alltägliche Anforderungen erfüllt, im Tanz Schritte und Gesten ausgeführt. Das mit Wachstum einhergehende Sprechen ist mit innerem Erleben verbunden, das sich kundtun will (vgl. Bollnow 1979, 100). Es entspricht der existentiellen Kommunikation (vgl. Jaspers 1973, 50f). Mit diesem Sprechen artikuliert der Mensch sich in seinem Menschsein und kann in Dialog treten. In der Begegnung erfährt die Sprache ihre höchste Verwirklichung, denn "wo der Mensch sich der Sprache bedient, um in ein lebendiges Verhältnis zu sich selbst und zu seinen Mitmenschen zu treten, ist die Sprache nicht mehr Instrument, nicht mehr nur Mittel, sondern Bekundung und Offenbarung seines innersten Seins und des seelischen Bandes, das mit der Welt und unseren Mitmenschen uns verbindet" (Merleau-Ponty 1966, 232). Sie ist das 'Haus des Seins', in deren Behausung der Mensch wohnt (vgl. Heidegger 1975, 53). Sie "ist Geste, ihre Bedeutung eine Welt" (Merleau-Ponty 1966, 218).

Durch die Darstellung im Tanzen und in Worten lernt das Kind sich und seine Welt kennen. Indem Gedanken und Empfindungen ausgedrückt und Dinge benannt werden, werden sie prägnant und gewinnen an Bedeutung. Je mehr ein Kind bezeichnen kann, um so leichter wird es sich in seiner Welt orientieren können, und sich fähig erleben, sie zu gestalten und darüber zu verfügen. So wie das Kind durch die Sprache seine äußere Welt strukturieren kann, in der gleichen Art kann es auch seine innere Welt bilden, da Ausdrücke wie Freude, Trauer, Liebe, die als Empfindungen vorhanden sind, nur durch die Sprache faßbar und verstehbar werden. Menschen, die sich in ihrer Lautsprache nicht ausdrücken können oder in ihr beeinträchtigt sind, können im Tanzen eine Möglichkeit finden, Kontakt zu ihrer inneren Sprache aufzunehmen und sich mitzuteilen.

Vor der Fähigkeit zu sprechen verfügt das Kind über Möglichkeiten, sich mit seinem Körper und seiner Stimme auszudrücken. Diese Erfahrungen sind im Körpergedächtnis gespeichert, so daß das Sichausdrücken im Tanz zu einer Brücke für das Mitteilen im Sprechen werden kann. "Erst in der sprachlichen Erfassung der Welt gliedert und gestaltet sich das eigene Leben .. . So wie die Sprache ist, so ist auch der Mensch" (Bollnow 1979, 183). Das Kind, das sprachlich wird, wird sich nur so ausdrücken, wie es seine Welt begreift. Seine Fähigkeit Umwelteindrücke in Sprache zu kommunizieren, ist ein Anzeichen dafür, daß es in seiner Wahrnehmung zu unterscheiden und wiedererkennen lernt, da sich für es 'am Leitfaden der Sprache' zugleich seine äußere und innere Welt formt und gliedert (vgl. Bollnow 1983, 104).

6.2 Sprachliche Beeinträchtigung des Kindes

Die sprachlichen Unzulänglichkeiten eines Kindes sind die hörbaren Symptome bei seinem Sprechen. Häufig sind sie als "Folge und herausragendes Zeichen dahinterstehender gestörter sensomotorischer Grundfunktionen der Wahrnehmung, Motorik, Kognition usw. anzusehen (sind), deren Zusammenspiel Voraussetzungen für die Ausbildung von Sprache darstellt" (Grohnfeldt 1985, 1). Sie können sich auf der phonetisch-phonologischen, der semantisch-lexikalischen, der syntaktisch-morphologischen und der pragmatisch-kommunikativen Ebene ausdrücken. Diese Bereiche können einzeln betroffen sein oder auch mehrere gleichzeitig. Sie sind Erscheinungsbilder der Sprache des Kindes, die lediglich einen Außenaspekt darstellen, jedoch nicht diese selbst, die "etwas anderes ist als sein Sichverständlichmachen, als der Innenaspekt seiner Sprache" (Westrich 1995, 125). Deshalb sollten sie immer in Verbindung mit ihm, dem Menschen, gesehen werden, der sich in seiner Sprache realisiert. Sie umfassen ihn in seinem ganzen Wesen und beeinflussen sein Lernen in seiner Gesamtheit. Nie ist nur ein Bereich betroffen, sondern stets der ganze Mensch. So kann eine Einschränkung der Expressivität durch individuelle oder kulturelle Disziplinierung mit einem Verlust der perzeptiven Fähigkeiten einhergehen, die sich im sprachlichen Ausdruck widerspiegeln können (vgl. Wilke 1992, 13).

Ein solches Kind wird Scheu haben, wahrzunehmen und aktiv auf seine Umwelt zu reagieren. In seiner Sprache wird es sich nicht mehr mitteilen, sondern sich lediglich auf das 'sachliche Sprechen' beschränken, was Jaspers mit 'Daseinskommunikation' bezeichnete (vgl. Jaspers 1973, 50f). Es kann auffallen, wenn es sich nie an Gesprächen beteiligt, keine Geschichten erfindet oder bei vorgelegten Geschichten in Bildern diese nicht nacherzählt, sondern häufig nur die Bilder beschreibt, ohne auf die Handlung einzugehen. Die natürlich sich entwickelnde Spirale, in der Aufgeschlossenheit und Fähigsein zur Entfaltung des Kindes und seiner Sprachlichkeit beitragen, kann in entgegengesetzte Richtung laufen und dazu führen, daß es sich mehr und mehr in sich zurückzieht.

Der pragmatisch-kommunikativen Ebene kommt dabei entscheidende Bedeutung zu. Das Kind lernt die Sprache nicht um der Sprache willen, sondern erwirbt seine 'kommunikative Kompetenz', um verbal und nonverbal mit seinen Bezugspersonen und Mitmenschen kommunizieren zu können. Wesentlich für sein Sprachlichwerden ist die Zuwendung von Menschen, die mit ihm reden und denen es vertrauen kann. Es benötigt "Kommunikationserfahrungen, um selbst ein kompetenter Kommunikationspartner zu werden" (Motsch 1996, 77). Sind diese nur in ungenügendem Maße vorhanden oder durch organische Voraussetzungen beeinträchtigt, kann das Auswirkungen auf die sprachlichen Fähigkeiten des Kindes haben. Seine sprachliche Beeinträchtigung kann aber auch trotz nach außen unauffälliger Sprache aus einem Konflikt zwischen Fähigkeit und Ausdruck resultieren.

Es scheint wesentlich, im Sinne von Korzybski die Aufmerksamkeit von den Symbolen weg auf die 'dahinter liegende Wirklichkeit' zu lenken und die Lebenswirklichkeit des Kindes einzubeziehen. "Ein Wort repräsentiert einen begriffenen Bewußtseinsgegenstand und ein Satz einen begriffenen Sachverhalt, über den mit Worten gehandelt wird. Einen Sachverhalt, den wir nicht begreifen, können wir nicht verbalisieren" (Westrich 1995, 129). Demzufolge können sprachliche Beeinträchtigungen auf ein eingeschränktes Erleben dieser Welt hinweisen, da sich in der Sprache die Welt widerspiegelt, wie sie der einzelne erlebt. Fühlt sich das Kind z.B. nicht verstanden oder ihm wird nicht zugehört und nicht geantwortet, kann es in seiner Person verunsichert sein und kein ausgeprägtes Ichbewußtsein entwickeln, das Voraussetzung für die Auseinandersetzung mit seiner Umwelt ist. Es wird Sprache nicht positiv erfahren und ihr wenig Aufmerksamkeit und Bedeutung schenken, was dazu führen kann, daß es sie nur reduziert wahrnimmt und die Strukturen seiner Sprachgemeinschaft nur unzulänglich erwirbt. Häufig lernt es für es bedeutende Worte, jedoch nicht ihren Klang, ihren Wandel der Struktur oder ihre Ordnung im Satz. Demzufolge können sprachliche Beeinträchtigungen auch ein negativ beeinflußtes dialogisches Geschehen innerhalb der verschiedenen Lernphasen widerspiegeln.

Auf die sprachliche Beeinträchtigung des Kindes reagiert seine Umwelt auch in entsprechender Weise. Häufig werden ihm geringere Anforderungen entgegengebracht, und es genießt den Raum eines gewissen Schonklimas. Mit zunehmendem Alter wird es auch häufig unter Druck gesetzt doch endlich korrekt zu sprechen. Das Kind selbst kann seine Beeinträchtigung ebenfalls benutzen, an es gestellte Anforderungen zu umgehen. Trotz eventueller Vorteile ist sich das Kind seiner Beeinträchtigung in der Regel bewußt und leidet darunter. Es erlebt, daß es infolge seines Andersseins z.B. eine andere Schule besucht als die Kinder aus seinem Umkreis. Seine Einschränkung, sich in seiner Sprache mitzuteilen, überträgt es häufig auf andere Lernbereiche, was dazu führen kann, daß es sich nicht fähig fühlt, diese zu meistern. Das Kind wird nur so sprechen, wie es zu sprechen vermag und wie es sich und seine Welt begreift. Sich in seiner Sprache auszudrücken, wird ihm leichter fallen, wenn es Vertrauen zu sich selbst gefunden hat und sich als Mensch ausdrücken will. Wesentliche Grundlage sind sein gestärktes Selbstwertgefühl, seine Wachheit für seine Umwelt, seine Neugier, Neues zu entdecken und der Mut, darauf zuzugehen.

So verweist ein unzulänglicher Wortschatz "stets auf ein unzulängliches Aufgeschlossensein für Sprachliches, eine unzulängliche Aussprache auf ein unzulängliches Durchgliedern der Klanggebilde sinntragender Gestalten, eine unzulängliche Grammatik und/oder Syntax auf ein unzulängliches Begreifen der Bedeutung sinntragender Strukturen" (Westrich 1989, 19). Da mit dem Aufnehmen eines neuen Substanz- oder Inhaltswortes in das individuelle Lexikon die Kinder auch dessen morphologische Merkmale mitlernen, kann ein erweitertes Lexikon auch zu "erweiterten und verfeinerten syntaktischen Gestaltungsspannen führen" (Homburg 1991, 134, vgl. auch Clahsen 1988, 67; Dannenbauer 1989, 161).

Als wesentliche Grundlage grammatischer Leistungen sind die kognitiven Funktionen anzusehen. "Bei jedem Verstehens- und Äußerungsakt erfolgt ein Zugriff auf das Wissen, sind generelle informationsverarbeitende Prozeduren wirksam, die auch zur Analyse und Synthese nichtsprachlicher Erkenntnisgegenstände dienen. Die Verarbeitung sprachgebundener Information gründet sich also wesentlich auf solche allgemeine Routinen" (Homburg 1991, 122). Untersuchungen belegen, daß dysgrammatisch sprechende Kinder deutlich eingeschränkt sind bei der 'mentalen Repräsentation, der zentralsten Funktion figurativen Denkens, die Ausdruck der allgemeinen kindlichen Symbolfähigkeit ist', die sich vor allem in Einschränkungen des symbolischen Spiels und in Problemen, bei der inneren Erzeugung und Transformation bildhafter Vorstellungen äußern (vgl. Homburg 1991, 122).

Bedeutend wird die Einbindung der Förderung ins Gespräch mit einem Menschen, der da ist, anspricht und antwortet und das Kind in seiner Persönlichkeit bestätigt. In einer Zeit, in der Fernsehen, Video- und Computerspiele einen breiten Raum im Leben vieler Kinder einnehmen, rückt der zugewandte Gesprächspartner oft in den Hintergrund. Um so größer wird die Bedeutung des Lehrers und Therapeuten, der sich dem Kind als Partner zuwendet. Sieht er sich lediglich als 'Heiler oder Organisator von Lernprozessen' (vgl. Grohnfeldt 1987, 5), wird er sich in erster Linie auf das Symptom konzentrieren und dem Kind Hilfen anbieten, wie es seine konkrete Auffälligkeit beheben kann. Durch die Konzentration auf das Symptom wird dem Kind immer seine Unzulänglichkeit vor Augen gehalten, was dazu führen kann, daß es sich anders und ausgegliedert fühlt. Das Symptom trennt es von den anderen Menschen. Die Tests, die zur Erfassung der Symptome Anwendung finden, beschränken sich auf die sicht- und untersuchbare 'Oberfläche' und gehen nicht in die Tiefe, ja sie lassen nicht einmal vermuten, daß es eine solche Tiefe gibt (vgl. Sacks 1995, 240). Sie zeigen die Mängel an und berücksichtigen nicht, wie ein Mensch sich spontan auf seine eigene Weise verhält. Unter der großen Aufmerksamkeit, die der 'Behinderung' geschenkt wird, geht verloren, was intakt ist und als Vermögen zur Verfügung steht. In einem solchen Kontext wird das Kind wenig Unterstützung in der Entfaltung seiner Persönlichkeit erhalten können.

Wird dagegen die sprachliche Beeinträchtigung aus phänomenologischer Sicht, das heißt von innen her, verstanden, stellt sie lediglich einen Aspekt der Persönlichkeit des Kindes dar, und die Förderung wird sich auf die Entfaltung dieses Wesens, wovon die Sprache ein Teil ist, richten. Sein Vermögen rückt in den Vordergrund, mit deren Hilfe seine Schwierigkeiten integriert werden. Diagnose und Förderung werden sich auf diesen individuellen Menschen in seiner Einzigartigkeit konzentrieren. Sie wird zum 'Erkenntnisakt', der über das Registrieren oder Analysieren der ins Auge fallenden Details hinausgeht (vgl. Westrich 1995, 123). Dem

Lehrer kommt mehr die Rolle des Begleiters zu, der eine dialogische Beziehung zu dem Kind aufnimmt und das Kind in seinem Menschsein anspricht, in dem es antworten kann. Er wird dem Kind in seinem Lernen folgen und Möglichkeiten schaffen, in denen es sich erfahren und lernen kann. Nicht durch seine Technik, sondern durch seine Präsenz als Mensch wird er das Kind unterstützen (vgl. 4.6.4). In einer solchen Begegnung kann es sich als vollwertiger Mensch angesprochen fühlen, und seine Beeinträchtigung verliert an Gewicht. Im dialogischen Sprechen, in dem der Bewegung des einen Menschen die Bewegung des anderen entgegenkommt, kann es im entscheidenden Sinn zu sich selbst kommen und seine Persönlichkeit ausbilden, sein Denken wird produktiv werden, und aufgrund der Einwände können weiterführende Gedanken entstehen (vgl. Bollnow 1983, 108).

Macht es die Erfahrung, als Mensch gesehen zu werden, der wertvoll und anerkannt ist, so wie er ist, kann es aus diesem Selbstbewußtsein heraus seine Sprachschwierigkeiten leichter annehmen. Sie werten es nicht ab, sondern sind etwas, an denen es arbeiten und lernen kann. Die Förderung sollte auf dieser Grundlage aufbauen.

So sind isolierte Übungen an der Artikulation oder Satzbildung in das Gesamt der Förderung eingebettet, und im ersten Anschein nicht spezifische Arbeitsweisen gewinnen an Bedeutung, wie es das Tanzen sein kann. Das übergreifende Ziel in der Arbeit mit dem sprachbeeinträchtigten Kind wird die 'Erlangung sozialer und kommunikativer Handlungsfähigkeit'. Dieses Ziel "reicht über die Korrektur eines herausragenden Symptoms hinaus, (und) Phasen übungstherapeutischer Verfahren ordnen sich dieser Zielsetzung unter" (Grohnfeldt 1987, 5).

Rodenwaldt macht darauf aufmerksam, daß es bedeutsam ist, Förderbereiche festzustellen, die nicht typisch für die Defektklasse sind (vgl. Rodenwaldt 1990, 78). Eine ganzheitlich, entwicklungsorientierte Förderung geht nicht nur auf ein herausragendes (sprach)pathologisches Phänomen ein, sondern wirkt "über eine Aktivierung von Selbstheilungskräften möglichst auf mehrere Entwicklungsbereiche gleichzeitig" (Grohnfeldt 1987, 5). Die Erweiterung der kindlichen Ausdrucksmöglichkeiten sollten sowohl verbale und nonverbale Bereiche der Kommunikation umfassen (vgl. dazu auch Grohnfeldt 1985, 3). Das Einbeziehen von Tanzen kann diesem Bestreben gerecht werden, da es für das Kind eine Möglichkeit darstellt, über die Aktivierung seiner Selbstheilungskräfte Schritte in Richtung seiner Sprachlichkeit zu gehen.

6.3 Künstlerisches Tanzen mit sprachbeeinträchtigten Kindern

Tanzen und Bewegen können als die natürliche Sprache des Kindes angesehen werden. Beide vermitteln sich, wie die Lautsprache, durch das Kind selbst und verbinden inneres 'Geschehen' mit sicht- bzw. hörbarer Form. Ähnlich wie in der Lautsprache die Laute und Wörter dazu dienen, in Sätzen mit anderen zu sprechen, so sind es im Tanzen die Schritte, Gesten und Phrasen. Mit beiden 'Sprachen' kann sich das Kind an seine Welt wenden und sich diese erschließen. Die Fähigkeit, in seiner Lautsprache zu kommunizieren, ist für sprachbeeinträchtigte Kinder häufig eingeschränkt. Damit einhergehen können Beeinträchtigungen im Denken, Fühlen und motorischen Verhalten. Sehr oft scheint auch das Selbsterleben und die Wahrnehmungsschärfe der Kinder herabgesetzt, so daß sie sich bisweilen nicht annehmen und schätzen können als das Kind, das sie sind, und den Eindruck vermitteln, als ob sie nicht bewußt wahrnehmen können, was ihnen begegnet. Da alle diese Beeinträchtigungen Ausdruck seines gesamten Wesens sind, wird sein Engagement im Tanzen sich auch auf all diese Bereiche auswirken (vgl. auch Frostig 1985, 17). Im Tanzen können sich die Kinder ohne Worte äußern, so daß es ihnen eine Tür öffnen kann. Indem sie aus dem Gewohnten heraustreten, können sie sich selbst und ihre Umgebung anders erleben.

Tanzen kann hier einen wichtigen Beitrag in der Entwicklung zu einem selbstbewußten Kind leisten, da es "sich immer an die gesunde Seite der menschlichen Natur, die in jedem noch so kranken oder verwirrten Menschen vorhanden ist" (Schoop 1981, 72) richtet. Es kann als integrierender Faktor angesehen werden, da es alle Sinne und damit den Tänzer im Kind selbst anspricht, den nach Laban jeder Mensch in sich trägt (vgl. Laban 1922, 42). Das Erleben, etwas im Tanzen zu vermögen, wird das Selbstwertgefühl des Kindes stärken und es anspornen, auch in anderen Bereichen zu wagen. Es ist ein Prozeß, in dem die Verbindung von außen und innen immer fließender werden kann.

Mit sich selbst in Kontakt kommen bedeutet auch, mit seinem Können und seinem schöpferischen Potential in Berührung zu kommen. Die Fähigkeit, Neues zu schaffen, wird sich nicht nur im Tanzen ausdrücken, sondern auch in anderen Bereichen und so auch in der Sprache. Fischle weist auf den Zusammenhang von Kreativität und Kommunikation hin und nennt unter anderen die Spontaneität, Freiheit, Expressivität, Exploration in der Umwelt, Aufnahmebereitschaft und Beweglichkeit sowie die Fähigkeit, umzugestalten und neu zu organisieren, die sie mit kreativem Handeln verbunden sieht (vgl. Fischle 1983, 9). In allen diesen Bereichen ist das sprachbeeinträchtigte Kind häufig eingeschränkt. Durch die Entfaltung dieser Fähigkeiten wird sich auch sein kommunikatives Verhalten verändern können.

Mit der Kreativität bildet sich gleichermaßen der Sinn für das Künstlerische (vgl. Best 1974, H'Doubler 1983). Es geht über das Schaffen von brauchbaren Dingen hinaus und beinhaltet das Ausdrücken von Ideen aus der eigenen Sicht der Dinge heraus, für sprachbeeinträchtigte Kinder ein wichtiges Erleben. Sie müssen nicht funktionieren und eine erwünschte Form liefern, wie es in ihrer Sprache erwartet wird, sondern sie können in ihrer persönlichen Sichtweise Bedeutungen Ausdruck verleihen. Nach Buytendijk entspringt dieser spontane Ausdruck im Tanzen einer tiefen Sinnbildlichkeit, "aber nicht wie das Wort durch den Appell an die Reflexion und durch die Resonanz des Begrifflichen. Der Tänzer spricht nur mit seinem Leib zum Leiblichen" (Buytendijk 1955, 52).

Tanzen selbst sehe ich als Sprachlichwerden von Empfindungen, Ideen und Gedanken ohne hörbare Worte, die das Kind unterstützen können, zu sich als Person mit seiner inneren Sprache in Kontakt zu kommen. Durch seine Vorstellung kann es Impulse und Wahrnehmungen in Planung, Bewegung und Handlung umsetzen (vgl. Frostig 1985, 71). Während des Darstellens kann ihm ein Sinn erkennbar werden, dem es in seinen Gestaltungen Form und Ausdruck gibt. Tanz lebt durch seinen Ausdruck, der als grundlegende Erfahrung das Kind in seinem Fähigwerden zu sprechen unterstützen kann. So können seine Tanzbewegungen zu 'Worten des Körpers' werden, mit denen es in Beziehung zur Musik oder Gegenständen sprechen kann, ohne zunächst Beziehung zu anderen Menschen aufzunehmen. Das Erleben, sich ohne Schwierigkeiten mitteilen zu können und in diesem 'Sprechen' anerkannt zu werden, stärken sein Selbstvertrauen und bereiten den Weg, andere Kinder in seinen Tanz einzubeziehen. Die Wachheit und Aufmerksamkeit, die erforderlich ist, um mit anderen zu tanzen, kann sich auf sein gesamtes Verhalten ausweiten, so auch auf seinen Kontakt zu anderen Menschen, seine sprachlichen Fähigkeiten und sein Lernen allgemein, da 'die Bewußtwerdung des Leibes als der Weise, wie wir in der Welt da sind, ... automatisch teil an den Wandlungen und Entwicklungen des Selbstbewußtseins des Menschen" hat (Dürckheim 1981, 12). So wird sich die Entfaltung seines Innenraumes unmittelbar auf sein Vermögen, sich in seiner Außenwelt auszudrücken auswirken. Laban vermutet auch, daß die Bewegungssprache, je nach Inhalt, die Aktivität des Geistes in ähnlicher, vielleicht komplexerer Weise stimulieren kann als das gesprochene Wort (vgl. Laban 1984, 41). Im Tanzen wird das Kind herausgefordert, Probleme zu lösen und neue Erfahrungen zu machen, in denen es sich fähig erleben kann, ebenfalls Faktoren, die zur Entwicklung seiner geistigen Fähigkeiten beitragen können (vgl. auch Humphrey 1987, 28).

Das Kennen und Vertrautsein mit seinen Möglichkeiten wird es ihm erleichtern, Wege zu finden, seine Ideen, Gefühle und Gedanken in seinen Improvisationen und Gestaltungen zu kommunizieren. Sie öffnen dem Kind einen Raum, sich zu zeigen, ohne mit seiner Beeinträchtigung identifiziert zu werden. Es kann seine innere Welt kommunizieren und in Dialog treten, wozu es in seiner Lautsprache oft nicht in der Lage ist. Es spricht mit seinem Leib, der Mittel der Kommunikation ist, zum Leiblichen. Buytendijk bezeichnet diese Sprache als die Ursprünglichste, da sie die 'Unteilbarkeit des Eignen' anderen Menschen mitzuteilen vermag (vgl. Buytendijk 1955, 52).

Das Eigentümliche des Tanzes geht über die Präsenz im eigenen Leib hinaus. So wie der Mensch sich in seinem Leib auf seine Umwelt bezieht, steht der Tanzende in unmittelbarer Interaktion mit der ihn umgebenden Welt durch seinen Ausdruck im Raum und der Zeit Bedeutend wird die Erfahrung, über den eigenen 'persönlichen Raum' hinauszuwachsen in den 'allgemeinen Raum' (vgl. S. 25), der mit den anderen geteilt wird. Raum zu erfahren als Innen- und Außenraum trägt wesentlich dazu bei, in Kontakt mit sich selbst und der Umwelt zu treten.

Der Lehrer kann dazu beitragen, einen Raum zu gestalten, in dem sich das Kind frei fühlt in seinem Erforschen. So kann es in einer Atmosphäre der Akzeptanz, in einer strukturierten Umgebung, Wege finden, seine eigenen Ideen zu entwickeln und auszudrücken. Es kann Vertrauen in sich und sein Fähigsein gewinnen, da es kein Richtig oder Falsch in seiner Bewegung gibt. Was es tut, entspricht seinen Möglichkeiten, die durch Angebote bereichert werden können. "Dance as an activity is nontreatening. Each student can be encouraged to work at her own pace without having to pass or fail" (Coe 1988, 53). Das heißt nicht, daß keine Spannungen oder Disharmonien sichtbar sein können. Doch mit diesen Unstimmigkeiten kann gearbeitet werden, Bewegungsänderungen können hervorgerufen werden. "Selbst wenn die Veränderung nur sehr gering ist, ist sie wesentlich, weil sich jeder Änderungsvorgang durch die gesamte Gestalt hindurch vollzieht" (Bartenieff 1992, 259, vgl. auch Alexander 1985).

Es ist nicht die Intention, Tänzer heranzubilden, sondern die in jedem Menschen vorhandenen schöpferischen Fähigkeiten entsprechend seinen Möglichkeiten zu fördern und ihn dadurch zu befähigen, aktiv mitgestaltend auf seine Umwelt einzuwirken, sie differenziert wahrzunehmen und flexibel auf sie reagieren zu können.

6.3.1 Förderung durch Bewegungslehre

Ausgehend von einem mehrdimensionalen Entwicklungsgeschehen, nach dem der Erwerb eines Sprachsystems in Zusammenhang mit anderen Entwicklungsbereichen gesehen wird (vgl. Grohnfeldt 1989), kann von einer Beziehung zwischen Sprache und Motorik ausgegangen werden (vgl. Eckert 1985, Olbrich 1985). Es ist zu beobachten, daß mit der sprachlichen Beeinträchtigung sehr häufig auch Einschränkungen in der Bewegungsfähigkeit einhergehen, die in Muskelverspannungen sichtbar werden. Diese haben vor allem Auswirkungen auf die Koordination, Flexibilität und Isolationsfähigkeit sowie auf die Orientierung im eigenen Körper als auch im Raum. Durch den fehlerhaften Gebrauch des Körpers kann der kinästhetische Sinn verzerrt werden, so daß infolge des schwächer werdenden Körperbewußtseins Körper und Körperbild immer weiter auseinanderklaffen können (vgl. Masters/Houston 1983, 44).

Verspannungen bleiben häufig nicht auf das Bewegungsgeschehen beschränkt, sondern können auch Auswirkungen auf das Empfinden und Denken des Kindes sowie auf sein gesamtes Verhalten zu seiner Umwelt haben. Ursache und Wirkung sind häufig nicht auszumachen, vielmehr ist es ein sich gegenseitiges Durchdringen der unterschiedlichen Bereiche in der kindlichen Entwicklung. Jede Erfahrung wirkt sich auf irgendeine Art auf das Erscheinungsbild des Menschen aus und hinterläßt Spuren, so daß es sich in einem ständigen Veränderungsprozeß befindet. Kann das Kind sich frei bewegen, wird mit großer Wahrscheinlichkeit auch sein Körperbewußtsein steigen.

In der Arbeit werden dem Kind Anregungen gegeben, seine Bewegungen zu artikulieren und sich bewegend in Beziehung zum Raum zu setzen. Alle Möglichkeiten sind in ihm selbst zu finden, so daß die Inhalte dem Material entnommen werden können, das das Kind anbietet. Durch das Verbinden mit seiner Vorstellung und seinem Spüren kann sein Experimentieren über den rein mechanischen Ablauf hinausgeführt, das kinästhetische Gefühl für die Bewegung betont werden und sich mit seiner Erfahrung verknüpfen (vgl. auch Bielefeld 1991, 215)

Das Kind kann seinen Körper, der ihm direkt erfahrbar ist, mit seinen Bewegungsmöglichkeiten kennenlernen. Indem es sein Tun unmittelbar beobachten kann, kann es Veränderungen in seiner äußeren Gestalt bewußt wahrnehmen und herbeiführen. Dies verlangt seine selbsttätige Beteiligung. Im Gegensatz zu der intellektuellen und emotionalen Ebene kann es auf der körperlichen Ebene sein Engagement an den Veränderungen seiner Gliedmaßen direkt beobachten und wahrnehmen und einen Erfolg unmittelbar registrieren.

Bei dem Angebot der Übungsmöglichkeiten wird der Rahmen der Bewegungsaufgaben so weit gesteckt, daß jeder in seinem individuellen Tempo damit experimentieren und arbeiten kann. Zuerst wird die Aufmerksamkeit darauf gelenkt, 'was' bewegt werden soll. Dies erfordert ein bewußtes Entscheiden und Wahrnehmen eines spezifischen Körperteils. Um die Aufmerksamkeit auf die Qualität, das 'Wie', der Bewegung zu richten, werden dem Kind Bilder angeboten, die seinem Erfahrungshintergrund entstammen. Sie suchen seine Phantasie und Vorstellungskraft anzusprechen, um ihm abstrakte Abläufe nachempfindbar zu machen. Darüber hinaus können sie dazu beitragen, das kinästhetische Wahrnehmen einer gewünschten Bewegungseigenschaft zu wecken. So kann die Aufgabe, im Liegen ein Bein zur Decke zu strecken, mit der Vorstellung verbunden werden, das Bein möchte den Himmel erreichen. Im Experimentieren kann das Kind eigene Möglichkeiten entdecken und damit spielen, z.B. wie es das Bein wieder zum Boden führen kann (lang wie ein Stock, schlängelnd wie eine Schlange, plötzlich oder allmählich). Es macht einen erheblichen Unterschied, ob sich das Bein z.B. wie eine Feder oder ein langer Stock bewegt, ob es sich leicht oder schwer anfühlt. Indem die

Bilder in Bewegung umgesetzt werden, kann das Kind seinen Sinn verstehbar und mitteilbar machen, was ihm in seiner Lautsprache häufig nur unzulänglich gelingt.

Viele der Übungen zur Körperbildung werden liegend am Boden ausgeführt. Am Anfang stehen Aufgaben, in denen mit Körperteilen auf unterschiedliche Weise experimentiert wird. Nachdem das Kind mit verschiedenen Möglichkeiten vertraut ist, werden einzelne herausgegriffen, die immer wieder angeboten und im Laufe der Arbeit zu einer Sequenz zusammengestellt werden. Diese wird so aufgebaut, daß der ganze Körper einbezogen wird und mit spezifischen Themen wie Flexibilität oder Koordination angesprochen werden kann. Der Ablauf der Sequenz ist immer gleich, so daß sie von den Kindern selbständig durchgeführt werden kann. Um sie allein ausführen zu können, müssen sie die Kinder gespeichert haben, um sich selbst anleiten zu können, für sprachbeeinträchtigte Kinder ein gutes Training sich ihrer 'inneren Sprache' zu bedienen. Diese Übung kann ihre rezeptive Sprachfähigkeit erweitern. Ein weiterer Schritt ist, Mitschüler in Worten anzuleiten.

Das Empfinden eines einzelnen Körpergliedes kann ausgeweitet werden auf den gesamten Körper, indem beobachtet wird, welche Auswirkungen z.B. das Heben eines Beines auf den Rücken hat. Auch hier können Bilder das Empfinden unterstützen. Wird die Aufmerksamkeit des Kindes so auf seine eigenen Empfindungen gelenkt, kann es sich eher in seinem Körper wahrnehmen und ein Gespür für sich bekommen, was eine stärkere Ausprägung seines Körperbildes zur Folge haben kann.

Die Erfahrungen mit den großen Bewegungen wie z.B. mit Armen und Beinen kann auf die kleinen Bewegungen von Zunge und Lippen, die an der Artikulation maßgeblich beteiligt sind, übertragen werden, indem die Bewußtheit für den eigenen Körper auch auf die Bewußtheit beim Sprechen übertragen wird. Unterstützend ist auch hier das unmittelbare Beobachten und Kontrollieren mit einem kleinen Handspiegel, den das Kind benutzen kann und das Lenken seiner Aufmerksamkeit, wo die Zunge z.B. bei der Artikulation des Lautes 'l' ist und wie sie sich bewegt vom Laut 'l' zum Laut 'a'.

Die Erfahrungen der Übungen am Boden, die im Körper ihre Spuren hinterlassen, werden in die aufrechte Haltung übertragen. Es werden Möglichkeiten angeboten, mit den Füßen, Beinen, Armen, ja dem gesamten Körper zu experimentieren. Dazu werden die unterschiedlichen Wege und Ebenen im Raum sowie unterschiedliche Tempi einbezogen. Auch hier liegt die Betonung nach dem Wissen 'wo' und 'wohin' auf dem 'wie' komme ich dahin und 'wie' bin ich da. Zur Erweiterung der unmittelbaren Arbeit mit den Bewegungsmöglichkeiten des Körpers rückt die Auseinandersetzung mit Bewegungseigenschaften und den Orten, Wegen und Ebenen im Raum stärker in den Vordergrund. Das Anbieten von Kontrasten in den Eigenschaften, langsam und schnell oder im Raum hoch und tief, kann dazu beitragen, das Erleben und Verstehen des Kindes zu unterstützen. Das Orientieren im Raum und seine Wahrnehmung können geschärft werden durch schnelles Reagieren und Aufsuchen eines angegebenen Ortes beim Stoppen der Musik oder auf Zuruf. Sind die Kinder mit den unterschiedlichen Möglichkeiten vertraut, können Themenbereiche in einer Aufgabe verbunden werden, z.B. hüpfen wie ein Hase auf einem Wellenweg und beim Stoppen der Musik still sitzen und lauschen. Das Kind muß sowohl auf seine Bewegung, den Weg als auch Impulse von außen achten, was seine Konzentration sehr beansprucht und sich fördernd auf sie auswirken kann. Solche komplexeren Aufgaben können schon den Charakter von kleinen Improvisationen annehmen. Das Experimentieren und Kennen von Bewegungsmöglichkeiten durch die Körperbildung erleichtert es den Kindern, sich mit größerer Sicherheit durch den Raum zu bewegen und mit verschiedenen Bewegungseigenschaften, z.B. schnell wie ein Blitz oder leicht wie ein Luftballon, zu experimentieren und diese mit einem gewählten Weg zu verbinden.

In der Arbeit mit sprachbeeinträchtigten Kindern sind die Inhalte mit der Erweiterung ihres Wortschatzes verbunden, da ihnen die Begriffe für die einzelnen Körperteile, wie z.B. Knie und Fußgelenk oder Raumrichtungen vor und zurück sowie Begriffe für Bewegungseigenschaften, schneller oder langsamer werden, oft nur undifferenziert zur Verfügung stehen. Darüber hinaus kommt dem Umsetzen des Gehörten in Bewegung besondere Bedeutung zu. Es kommt zur Anwendung im Ausführen der ganzen Bewegungssequenz nach Ansage, im Reagieren, wie z.B. im Umsetzen von Zahlsymbolen, die Körperteilen zugeordnet sind, die beim Nennen der Zahl bewegt werden. Dies erfordert von den Kindern, sich auf die Worte zu konzentrieren und sich ihnen entsprechend zu bewegen.

Durch dieses Arbeiten kann das Kind sein Bewußtsein für seine Wahrnehmung von sich selbst erweitern als auch für seine Umgebung und seine Orientierung im Raum. Diese Erfahrung kann sich fördernd auf seine

Selbstsicherheit auswirken und in seinem gesamten Handeln sichtbar werden. Es ist ein Fortschreiten vom Einfachen zum Komplexen mit großem Raum für das eigene Experimentieren. Das Wissen unterschiedlicher Bewegungsmöglichkeiten wird unbewußt in seine Improvisationen und Gestaltungen einfließen und es ihm erleichtern, die eigenen Ideen auszudrücken.

Abschließend zu diesem Thema kann festgehalten werden, daß in der Bewegungslehre Fertigkeiten nicht um ihrer selbst willen gelernt werden, sondern um immer mehr in der Lage zu sein, die angelegten Möglichkeiten zu entfalten und, auf das Tanzen bezogen, die eigenen Vorstellungen und Bilder umzusetzen und damit das Repertoire beim Improvisieren und Gestalten zu erweitern (vgl. Dimondstein 1985, 82). In diesem Falle kann die Bewegungslehre als Werkzeug angesehen werden, mit dem der Tanzende gestalten kann.

6.3.2 Förderung durch Improvisation und Gestaltung

Der Übergang von der Bewegungslehre in die Improvisation ist oft fließend. So kann das Experimentieren mit Bewegungsmöglichkeiten schon die Form einer Improvisation annehmen. Während jedoch die Betonung in der Bewegungslehre im Erfahren und Wissen um die eigene Beweglichkeit des Körpers und seiner Beziehung zum Raum liegt, steht in der Improvisation das spontane Tanzen und Ausdrücken in Beziehung zur Musik und zum Raum im Mittelpunkt. Sie lebt im Augenblick und ist nicht wiederholbar. Im Rahmen eines Themas, das aus vorgegebenen Bildern bestehen oder mit Elementen aus der Bewegungslehre verbunden sein kann, bietet sie ein weites Feld, mit den eigenen Vorstellungen und Phantasien in Kontakt zu kommen und diese auszudrücken. Bilder können das Kind anregen, sich in eine bestimmte Umgebung und Atmosphäre zu versetzen, innerhalb dessen es seine Ideen entwickeln kann. Sie können auch dazu beitragen, spezifische Bewegungen hervorzurufen, wie z.B. große Bewegungen der Arme bei dem Bild des Adlers. Darüber hinaus geben Anregungen Orientierung und Struktur und erleichtern den Kindern das Experimentieren innerhalb eines vorgegebenen Rahmens, ohne sich in der Fülle ihrer Möglichkeiten zu verlieren. Saunders bezeichnete diese Art der Improvisation als 'Konzeptimprovisation' (unveröffentlichte Aussage).

Um die Kinder auch mit Möglichkeiten in Kontakt zu bringen, die sie selbst nicht wählen würden, kann das Zufallsprinzip eingesetzt werden. Durch das Ziehen einer Karte mit dem oder den Namen seiner Mittänzer, dem Charakter, der Umgebung u.a., werden sie herausgefordert, auch für sie Ungewohntes auszuprobieren. Um das Vorgestellte mitteilen zu können, müssen die Kinder Wege finden, es in Bewegungen umzusetzen, also immer in Kontakt sein mit ihren inneren Bildern, die sie im Äußeren sichtbar machen.

Je vertrauter die Kinder mit ihrem Körper und seinen Bewegungsmöglichkeiten sind, umso leichter ist es, ihre Ideen und Vorstellungen auszudrücken als auch auf das Tanzen anderer Kinder einzugehen.

Kostüme und Änderungen der Lichtverhältnisse können es den Kindern erleichtern, sich mit ihren Bildern zu identifizieren. Diese Möglichkeiten können dazu beitragen, den Ausdruck des Kindes zu bereichern, sind jedoch nicht Voraussetzung. Das Kind kann sich auch schöpferisch ausdrücken ohne Requisiten oder entwickelte Bewegungssprache. Immer steht im Vordergrund die Verbindung zu den eigenen Ideen und die innere Anteilnahme und nicht die äußere Form. Das improvisierende Kind ist angesprochen, seine eigenen Vorstellungen zu entwickeln und diese mit seinen Möglichkeiten umzusetzen.

Improvisationen können zu Gestaltungen ausgearbeitet werden, indem sie in eine äußere Struktur eingebettet und damit auch wiederholbar werden. Das beinhaltet, über das Tanzen von spontanen Eindrücken hinauszugehen, Elemente festzulegen, diese zu erinnern und zu einer Geschichte zusammenzufügen, für sprachbeeinträchtigte Kinder oft eine große Herausforderung, diese Strukturen anzunehmen. Sie erfordern Entscheidungen über den Anfang und das Ende des Stückes, über Positionen und Wege im Raum sowie über die Art und Weise mit anderen zusammen zu tanzen. Im Planen und Entscheiden, Verwerfen und wieder Neubeginnen, in der Auseinandersetzung mit den anderen kann sich das einzelne Kind aktiv und kompetent erleben. Zurückhaltende Kinder können lernen, ihre Ideen zu vertreten, und Kinder, die ihre Vorstellungen immer sofort umsetzen möchten, können lernen, innezuhalten und sich auf andere Vorschläge einzulassen. Das Planen von kleinen Stücken und das Finden von Lösungsmöglichkeiten können über das Tanzen hinausgehen und sich auf das allgemeine Lernen auswirken, so auch auf das Vermögen zu sprechen.

Daß eine Wechselwirkung besteht, kann angenommen werden, da immer das 'ganze' Kind lernt.

Diese Entwicklung kann noch durch aktives Zuschauen bei den Aufführungen und während der Arbeitsphasen unterstützt werden. Dadurch wird die Konzentration der Kinder durch Aufgabenstellungen auf das Geschehen gelenkt. So wie die tanzenden Kindern sich an Strukturen orientieren, ist dies auch für die Zuschauenden wichtig, damit das Präsentierte nicht einfach nur an ihnen vorüberrauscht. Solche Aufgaben können sich auf die Bilder beziehen, die der Tanz in ihnen hervorgerufen hat, das Verfolgen der Raumwege, welche Körperteile am meisten im Tanz agiert haben oder, ganz weit gefaßt, was ihnen gut gefallen hat. Das Augenmerk liegt auf dem, was gefallen hat, da damit gleichzeitig eine Anerkennung der darstellenden Kinder verbunden ist. Durch das Beobachten lernen sie andere Möglichkeiten kennen, die sie selbst aufnehmen und anwenden können. Am Ende einer Arbeit teilen sie ihre Beobachtungen mit. Einfache Satzmuster erleichtern es auch Kindern, denen es schwerfällt, ihre Eindrücke in Worte zu fassen, sich zu beteiligen. Durch langsames Heranführen kann das Kind mutiger werden, sich vor anderen zu zeigen. Jedes einzelne Kind entscheidet, ob und wann es etwas vorzeigen möchte. Es kann in seiner eigenen Geschwindigkeit arbeiten. Es gibt kein Ziel, das es erreichen muß oder das es verfehlen kann. Wichtig ist nicht das Ergebnis, sondern entscheidend sind die Erfahrungen, die das Kind während dieser Zeit gemacht hat. Gewinnt es Vertrauen in sich und sein Tun, wird es seine kleinen Stücke gerne vorzeigen wollen. Es ist für das Kind eine gute Erfahrung, sich mit etwas Selbstgeschaffenem identifizieren zu können. Das Erleben seines Vermögens zu tanzen und das Anerkannt werden für seine Gestaltungen von seinen Mitschülern, kann sich stärkend auf sein Selbstbewußtsein auswirken und seine 'Selbstheilungskräfte' aktivieren.

7. Tanzen in der Schule

Wie schon dargestellt ist Tanz mehr als körperliche Bewegung. Im besonderen spricht er das Schöpferische und Imaginative im Menschen an. Tanz kommuniziert symbolische Bedeutungen durch die Bewegung.

Trotz seiner anerkannten Bedeutung für die Entwicklung des Menschen und seiner Ausbreitung im Freizeitbereich, ist er in deutschen Schulen heute nicht als eigenes Fach vertreten. In der Regel wird er dem Sport, bisweilen auch dem Bereich Musik zugerechnet. In England und Amerika ist er in den höheren Schulen und Universitäten eigenständiges Fachgebiet, und es gibt spezielle Studiengänge, in denen er studiert werden kann.

Die Entwicklung des Tanzes zu Beginn dieses Jahrhunderts zeigt die enge Verflechtung zwischen Amerika, Deutschland und England. Inwieweit sich diese frühen Impulse in diesen Ländern auf die Bedeutung des Tanzes in der Schule auswirkten, wird im folgenden dargestellt.

Künstlerisches Tanzen, mit den Elementen, wie ich sie als wesentlich erachte, ist als durchgängiges Arbeiten nicht anzutreffen. Im folgenden wird zunächst die Entwicklung von Tanz in den Schulen allgemein aufgezeigt. Es sind Ansätze zu beobachten, Tanzen als Projekte in den Schulen anzubieten. Im bezug auf sprachbeeinträchtigte Kinder werden Bereiche aufgezeigt werden, in denen in benachbarten Ansätzen mit Bewegung und tänzerischen Elementen gearbeitet wird.

7.1 Vergleich der Entwicklung von Tanz im deutschsprachigen Raum, England und den USA

Obwohl viele Impulse einer neuen Tanzbewegung wie von Wigman, Laban u.a. von Deutschland ausgingen, erlangte er hier im Schulwesen keine Bedeutung.

Zum ersten Mal wird Tanz in den Richtlinien von 1926 für die körperliche Erziehung an den höheren Mädchenschulen in Preußen in Verbindung mit Spiel und Lied innerhalb der rhythmischen Gymnastik erwähnt. Sie wurde ausschließlich den Mädchen zugedacht, um "das ihnen in besonderem Maße eigentümliche Bedürfnis nach bildhaftem Gestalten zu pflegen und ihrem Erleben Ausdruck zu verleihen" (Ottendorf 1926, 17).

Die tänzerische Gymnastik, die in Anlehnung an den Ausdruckstanz entstanden war, fand in den Schulen zunächst keinen Eingang. Erst nachdem sich Vertreter der Gymnastik im Deutschen Gymnastikbund zusammengeschlossen hatten und mitbeeinflußt durch die Reformpädagogik, wurde sie als Gegenpart zur Leibeserziehung in die Schulen aufgenommen. Ihr lagen die Vorstellungen der rhythmischen Gymnastik zugrunde, was die Vertreter der künstlerischen Gymnastik veranlaßte auszuscheiden. 1928 schlossen sie sich unter der Leitung Labans zum Deutschen Tänzerbund zusammen. Damit war der tänzerische Bereich in der Schule nicht vertreten. Er entwickelte sich außerhalb weiter. Einige Schulen versuchten, beide Richtungen zu verbinden. So bot Günther an ihrer Schule neben der rhythmischen und tänzerischen Gymnastik die musikalisch-rhythmische Körperbildung, die tänzerische Körperbildung und den modernen künstlerischen Tanz an (vgl. Bannmüller/Röthig 1990). Aus ihrer Schule ging Maya Lex hervor, die an der Sporthochschule in Köln 1959 den Fachbereich 'Modernen Künstlerischen Tanz' einführte, der 1971 in 'Elementaren Tanz' umbenannt wurde, einige der wenigen Ausbildungsstätten, die Tanz innerhalb des Sportstudiums heute anbieten.

Bis zum Jahre 1973 wird Tanz in den Richtlinien und Lehrplänen an den Schulen in NRW sowie in den meisten anderen Bundesländern als Volkstanz oder Gemeinschaftstanz verstanden und in Verbindung zur Gymnastik nur den Mädchen zugedacht. In den Richtlinien von 1973/74 wurde im Sekundarbereich Tanz als eigenständiges Fach neben anderen Sportarten aufgeführt und gegenüber der Gymnastik um Improvisation und Gestaltung erweitert. Doch schon in den Richtlinien von 1980/81 werden Gymnastik und Tanz wieder in einem Fach zusammengefaßt mit der Begründung, daß sie sich von den anderen Sportbereichen darin unterscheiden, daß ein Leistungsvergleich bei ihnen nahezu ausgeschlossen ist (vgl. Richtlinien 1980/81 Bd.II, 131). Angeboten wird Tanz bisweilen in Form von Projekten und Arbeitsgemeinschaften, auf die in diesem Rahmen nicht eingegangen wird (vgl. Dehmer 1989).

In den Richtlinien für den Primarbereich in NRW wird Tanz in Verbindung mit Rhythmik innerhalb des Sports und dem Fach Musik, in Form von Tanz- und Bewegungsliedern, erwähnt. Es wird empfohlen, die Bereiche wie Leichtathletik, Turnen, Gymnastik und Tanz zu verbinden. Tanz wird z.B. bei der Laufschulung einbezogen, um verschiedene

Formen des Laufens oder Sprungfolgen nach rhythmischen Vorgaben zu üben (vgl. Richtlinien 1980, 68).

Die angeführten Beispiele verweisen jedoch mehr auf das Trainieren sportlicher Fertigkeiten als auf den Tanz (vgl. Richtlinien und Lehrpläne 1973/74, 14). Der kreative Bereich und die tanztheoretischen Überlegungen Labans für den Bereich Schule sind nicht aufgenommen.

In den USA war Tanz, vor allem durch die Bemühungen von Cole, Larson und H'Doubler, die seinen Wert für die Entwicklung der Kreativität des Menschen und seinen künstlerischen Ausdruck erkannten, schon in den frühen dreißiger Jahren vom Primarbereich bis zur Universität als eigener Bereich in den Curricula vertreten (vgl. Kraus 1981). Sie betonten die freie und unstrukturierte Bewegung durch Selbstentdeckung und spontane Antwort zur Musik. In der elementaren Erziehung sollte der Lehrer wenig Instruktionen geben, sondern den Raum schaffen, in dem das Kind sich frei bewegen konnte. "What the teacher needs is faith and understanding. Faith that there is the capacity within the child to do surprisingly beautiful things when encouraged and freed by the teacher - understanding that children's dancing is not a thing of steps, or artificial movements to be learned by rote" (Cole 1940, 69). Coles Programm verkörperte Deweys Gedanken von der Einzigartigkeit des Kindes und der Integration verschiedener Aspekte im Curriculum. Tanz begann sich als bedeutender Aspekt der Erziehung in Schulen, Colleges und Universitäten auszubreiten. Diese Entwicklung wurde jäh gestoppt durch den zweiten Weltkrieg. War Tanz noch Element in den Schulen, lag die Betonung auf dem körperlichen Training ähnlich wie in Deutschland. Kunst im allgemeinen wurde danach als zweitrangig angesehen. Die Leistung rückte in den Vordergrund, mitbedingt durch den Sputnikschock. Tanz in den Schulen hat bis heute nicht wieder diese frühe Bedeutung erlangen können.

Heute setzt sich die 'National Dance Association', eine der größten Organisationen, die qualitative Tanzerziehungsprogramme in den Schulen unterstützt, für die Tanzerziehung in allen Ausbildungsgraden ein. Laut Hilsendager nimmt ihr Einfluß zu. Universitäten werden aufmerksam und beginnen zu sehen, daß die Lehrer vorbereitet sein müssen, um qualitative Tanzprogramme durchführen zu können (vgl. Hilsendager 1990, 51). Eine Studie, die an der University of Illinois durchgeführt wurde (Knowles/Sande 1991), sowie Berichte über Projekte (Willis 1995) belegen, daß viele Schulen Tanz wieder in ihr Curriculum aufgenommen haben. Darüber hinaus werden unterschiedliche Konzepte entwickelt und methodische Anregungen gegeben für Tanzen im Klassenraum (vgl. Murray 1975, Kraus 1981, Magruder 1981, Benzwie 1988, Purcell 1990, Williams 1992, u.a.).

In England verlief die Entwicklung ähnlich. 1909 wurde Tanzen zum ersten Mal in Form von Volkstanz in die Lehrpläne im Primarbereich aufgenommen, auf den es auch beschränkt blieb bis in die vierziger Jahre (vgl. Brinson 1991, 58f). Laban, der wie H'Doubler in Amerika die Bedeutung des Tanzes für die pädagogische und therapeutische Arbeit erkannte, trug in den fünfziger und sechziger Jahren dazu bei, daß Tanz als 'Modern Educational Dance' Unterrichtsfach in die Curricula der Schulen aufgenommen wurde. Laban wurde zum bedeutendsten Bewegungsforscher, Tanztheoretiker, Tanzphilosophen und Tanzpädagogen des 20. Jahrhunderts (vgl. Sorell 1969, Perrottet 1976). Seine Beobachtungen bei Arbeitern übertrug er auf das Tanzen, davon überzeugt, daß alle menschlichen Tätigkeiten, so auch das Tanzen, aus "Bewegungssequenzen bestehen, in denen jeder Einzelbewegung ein ganz bestimmter Bewegungsantrieb der agierenden Person zugrunde liegt" (Laban 1984, 20). Er suchte intellektuelles Wissen und kreative Fähigkeiten zu integrieren.

Mit der Bezeichnung 'Modern Educational Dance' sollte zum Ausdruck gebracht werden "there was an attempt to show a concern with an activity within the aesthetic field which was not simply that of practising dances of some historical period or national style ... to show a preference for a process of learning in which understanding and insight play a larger part than rote learning of information" (Russel 1975, 8). Er stellte ihn neben die traditionellen Unterrichtsfächer wie Kunst und Musik, denen bis dahin der Ausdruck von Kreativität vorbehalten war, und betonte, daß dem Tanz eigentlich eine Vorrangstellung gegenüber den anderen gebühre, da er die Ursprungskunst oder elementare Kunst des Menschen sei (vgl. Laban 1984, 20).

Durch seine Arbeit während der vierziger Jahre wurde der Modern Dance oder Kreative Tanz vom englischen Unterrichtsministerium weitgehend als Unterrichtsfach eingeführt und damit auch Studienfach der Lehrerausbildung. Bis in die siebziger Jahre wurde Tanz an allen Schulen obligatorisch unterrichtet. 1992 wurde er als Teil der 'physical education' in 'the National Curriculum' gesetzlich verankert, obwohl sich viele Organisationen gegen seine Eingliederung in den Sport ausgesprochen hatten, die

Bedeutung für die kindliche Entwicklung hervorheben und für seine Eigenständigkeit plädierten (vgl. Brinson 1991). Während er im Primarbereich noch Bedeutung hat, nimmt im Sekundarbereich sein Stellenwert weiter ab. Dazu trägt bei, daß Lehrer oft nicht darauf vorbereitet sind, Tanz zu unterrichten (vgl. Smith-Autard 1994).

Speziell für den Primarbereich arbeiteten Russel (1975), Lowden (1989), Brinson (1991), Mc Fee (1994), u.a. Konzepte aus, die sich durch einen theoretischen Hintergrund fundierten.

Obwohl Tanz heute innerhalb des Sports in der Schule vertreten ist, hängt die Umsetzung in der Praxis von dem Interesse und Engagement der Lehrenden ab. Zudem birgt die Einbindung in den Sport die Gefahr, daß seine Kriterien auf den Tanz übertragen werden und dem Erlernen von Fertigkeiten größere Beachtung geschenkt wird als dem Entdecken und Experimentieren. Solange Tanz noch in der Ausbildung Teil des Sports ist, wird es schwer sein, ihn aus diesem Kontext zu befreien.

7.2 Initiativen und Konzepte

Um Tanz wieder eine größere Bedeutung im schulischen Lernen zu geben, setzen sich inzwischen weltweit Menschen ein, entwickeln Konzeptionen und geben methodische Anregungen für Lehrer, die schon mit Tanz arbeiten oder damit beginnen wollen.

Viele der folgenden Arbeitsansätze basieren auf der von Laban entwickelten Tanztheorie für die Erziehung, dem 'Educational Dance'. Als Schwerpunkte werden angeführt: der Körper als Instrument des Tanzes, Raum, Zeit und Kraft als Materialien des Tanzes unter Einbeziehen von Improvisationen und Gestaltungen. Große Bedeutung wird auch der Imagination der Kinder zugemessen. Zu diesen Themenbereichen werden Übungen entwickelt und methodische Anregungen gegeben.

In Deutschland setzen sich unter anderen Fritsch und Peter-Bolander für eine Entwicklung des Tanzes in Schulen ein (Fritsch und Peter-Bolander 1986, Bischof 1988).

Unter dem Motto 'Tanz in der Schule' fand 1985 ein Symposium in der Schweiz statt, das von dem Schweizerischen Verband für Sport in Zusammenarbeit mit dem Institut für Leibeserziehung durchgeführt wurde. Es hatte sich zum Ziel gesetzt, Mittel und Wege zu finden, wie Tanz vermittelt werden kann. Alle Referenten, darunter auch Teilnehmer aus Deutschland, Peter-Bolander und Fritsch, sprachen sich dafür aus, den Tanz ganzheitlich zu betrachten und ihn als eigenständiges Fach unabhängig vom Sport zu etablieren (Bischof/Mahler 1986). Ihm folgten zwei weitere Fachtagungen 1987 und 1993, die unter den Themen 'Ganzheitliche Tanzerziehung' (Bischof 1988) und 'wahrnehmen - tanzen' (Bischof/ Stadler 1994) standen.

In Österreich bemühte sich Chladek während ihrer Professur an der Wiener Akademie für Musik und darstellende Kunst (1952-1970), Tanz in der schulischen Bildung zu etablieren, was ihr nicht gelang. Sie hatte ein Programm der Körperbildung als Vorbereitung zum Tanz entwickelt, das sie als Teil der Gesamterziehung verstand.

Organisiert von 'Dance and The Child International', einem Zweig des 'Conseil International de la Danse', einer Unterorganisation der UNESCO, die sich zum Ziel gesetzt hat, die Entwicklung von Tanz für Kinder in der Erziehung allgemein und in Schulen, auf einer internationalen Basis zu unterstützen (Young People Dancing 1988), fand 1988 die 4. internationale Konferenz 'Young People Dancing' in London statt, die sich speziell mit den Themen 'Dance in Education' und 'Dance in Special Education' beschäftigte. Es nahmen 412 Delegierte aus 23 Ländern teil.

Neben den theoretischen Konzeptionen gibt es auch viele methodische Anregungen für Tanzen in der Schule, das sich vieler Namen bedient. So spricht Mahler (1985) vom 'Kreativen Tanz', in dem sie einen Ausgleich zum Leistungsanspruch in der Schule sieht, und Mettler (1984) vom 'Reinen Tanz', der nur der Freude an der Bewegungsgestaltung dient. Veröffentlichte Untersuchungen sind mir keine bekannt.

7.3 Benachbarte Ansätze

Im folgenden werden Ansätze vorgestellt, die Tanz mit einbeziehen und häufig in der Arbeit mit sprachbeeinträchtigten Kindern eingesetzt werden, wie in der Psychomotorik (Eckert 1985, Olbrich 1985, Lütje-Klose/ Chauniere/Eggert 1995) und in der Rhythmik (Krimm-von Fischer 1986, Sommer 1993, Zuckrigl/Helbig 1994) oder auf dem Tanz aufbauen wie die Tanztherapie.

7.3.1 Psychomotorik

Die Psychomotorik wurde in den sechziger Jahren von Kiphard in Zusammenarbeit mit Hecker und Hünnekens entwickelt. Auf seinem Hintergrund als Diplomsportlehrer sah er eine Möglichkeit, über motorische Lernprozesse die Persönlichkeitsentwicklung von Kindern zu fördern. Seinem Ansatz legte er die humanistischen Werte zugrunde (vgl. Kiphard 1992). Durch entsprechende Materialien und Spielangebote, die die Kinder zum körperlichen und sprachlichen Handeln auffordern sollen, möchte er sie in ihrer Entwicklung durch das Zusammenspiel von Bewegen, Fühlen und Denken fördern.

Eggert/Lütje erkannten, daß die Bewegungsförderung bereichert werden kann durch das integrierte Einbeziehen von Musik und Körperausdruck, da dadurch nach ihrer Meinung dem "Anspruch einer wirklich ganzheitlichen Förderung" (Eggert 1994, 39, Eggert/Lütje 1991, 166) am besten entsprochen werden kann.

7.3.2 Rhythmik

Auf der Basis von Körpererfahrung und Körperbewußtsein möchten Vertreter der Rhythmik zur 'sensiblen Bewegung' führen, da diese als "Grundlage und Mittel für den Aufbau der Wahrnehmung und Ausdrucksfähigkeit, der Intelligenz, Kreativität und Sprache des Menschen" angesehen wird (Sommer 1993, 39). Ihr Ziel ist die Erziehung von freien, harmonischen, selbständigen Menschen, die Initiative und Verantwortungsbewußtsein innerhalb der Gesellschaft entwickeln (vgl. Krimm-von Fischer 1992, 10).

Viele Elemente der Rhythmik wie Übungen zur Körperbewußtheit, Koordination, zur Erfahrung des Raumes und der Zeit sind Elemente einer Tanzerziehung und sind in dieser Arbeit in der Bewegungslehre enthalten.

7.3.3 Tanztherapie

Die Tanztherapie wird ausführlicher dargestellt, da sie viele methodische Elemente mit dem hier dargestellten 'Künstlerischen Tanzen' gemeinsam hat. Beide haben ihre Wurzeln im Ausdruckstanz zu Beginn des 20. Jahrhunderts. Die Pionierinnen der Tanztherapie, Boas, Chace, Espenak, Whitehouse und Schoop, waren Tänzerinnen. Ihre Entdeckung, sich im Tanz selbst auszudrücken, weckte das Interesse an der Interaktion von Psyche und Körper und führte dazu, den Tanz im psychotherapeutischen Bereich einzusetzen (vgl. Wilke 1992). Über den Tanz versuchten sie einen Zugang zu den Menschen zu finden, da es über die Sprache oft nicht möglich war. Mit begünstigt wurde diese Entwicklung durch die Entwicklung der tiefenpsychologischen Schulen von Freud, Jung und Adler sowie durch die körperorientierten Methoden (Bioenergetik, Gestalttherapie, Integrative Therapie u.a.).

Mit der Gründung der American Dance Therapy 1966 etablierte sich die Tanztherapie in den USA. Heute existieren je nach dem Ansatz unterschiedliche Richtungen. In Deutschland ist die Tanztherapie seit den frühen siebziger Jahren bekannt. 1984 wurde die Deutsche Gesellschaft für Tanztherapie gegründet. Die integrative Tanztherapie ist ein 'psycho- und körpertherapeutisches Verfahren', das das künstlerische Medium Tanz und dessen Grundlage - die Bewegung - nutzt, "um die psycho-physische Integration des Individuums zu fördern" (Wilke/Hölter/Petzold 1992, 487).

Wilke unterscheidet 3 methodische Wege: die Arbeit mit Tanztechnik, die Improvisation und die Gestaltung. Ihr Ziel ist, "die Wahrnehmungsfähigkeit wieder zu eröffnen, den Menschen wieder zum 'Betroffenen' an sich, an seiner Welt zu machen, die expressiven Fähigkeiten zu erwecken und die kreativen Potentiale zur ästhetischen Symbolisierung zu entfalten und ein auf menschliches Dasein in der Welt bezogenes Sinnverständnis zu schaffen" (Wilke 1992, 41/42). Intention ist, durch den Tanz einen Zugang zu Menschen zu finden, die oft über die Sprache nur schwer zu erreichen sind. Tanz wird zum Ausdruck menschlicher Befindlichkeit, von Emotionen, Zuständen und Bedürfnissen eingesetzt unter Verwendung unterschiedlicher Techniken (vgl. Wilke 1992, 19).

Obwohl die methodischen Zugänge, Tanztechnik (hier Bewegungslehre), Improvisation und Gestaltung, in der Tanztherapie und dem hier dargestellten Künstlerischen Tanzen die gleichen sind, unterscheiden sie sich in ihrem Kontext. Bei der Tanztherapie liegt die Betonung auf der Therapie im Sinne von Psychotherapie und im Auflösen von Blockaden. Auch im Künstlerischen Tanzen können Gefühle wachgerufen werden, die im Körper gespeichert sind. Es ist jedoch nicht die Intention, diese aufzuspüren, um anschließend damit zu arbeiten. Vielmehr liegt die Betonung auf dem schöpferischen Tätigsein, um damit zur Entfaltung der Persönlichkeit beizutragen und die Sprachlichkeit des Kindes zu fördern.

7.4 Tanzen mit sprachbeeinträchtigten Kindern

Konzeptionen oder Untersuchungen über Tanz mit sprachbeeinträchtigten Kindern wurden meines Wissens in Deutschland nicht erstellt.

An der Universität zu Köln wurde eine Examensarbeit angefertigt, in der innerhalb der motopädagogischen Förderung schwerpunktmäßig mit Tanz gearbeitet wurde und Möglichkeiten einer Tanzerziehung als Entwicklungsmöglichkeit sprachbeeinträchtigter Kinder aufgezeigt wurden (vgl. Müller 1989).

Aus Australien liegt ein Bericht über eine Arbeit mit sprachbeeinträchtigten Kindern im Primarbereich vor. Die Autorin betont, daß sie Tanz im Sinne von Spiel und nicht als Therapie versteht und sie durch den Tanz die sprachliche Entfaltung der Kinder unterstützen möchte. Die Tanzeinheiten standen in Beziehung zum Unterricht. Diese Arbeit wurde als Experiment durchgeführt, so daß keine weiteren Angaben gemacht wurden (vgl. Rose 1988).

8. Zusammenfassung

Tanzen ist ein Phänomen, das die Menschen von Anbeginn ihrer Geschichte begleitet hat und eng mit ihrem Leben verflochten war. Seine Ursprünge machen deutlich, daß es nicht irgendeine Tätigkeit war, deren Wert auf das Ausführen von Schritten und Gesten beschränkt blieb. Von Anfang an ging seine Bedeutung über das Sichtbare hinaus, und in ihm drückte sich die Verbundenheit der Menschen mit der Welt und der Natur auf intuitive Weise aus. Mit dem Fortschreiten ihrer Entwicklung löste sich die Verknüpfung mit dem Leben, und Tanzen wurde mehr zu einer Aktivität der Freizeit, zu einem Vergnügen neben vielen anderen.

Seine ursprüngliche Verzahnung mit dem Leben ist bei Kindern noch häufig zu beobachten, die sich spontan im Tanzen als unmittelbarem Ausdruck ihrer Freude äußern können. Tanzen in diesem Sinne umfaßt den ganzen Menschen und bietet sich von daher an, Element einer ganzheitlichen Erziehung zu sein.

Tanzen als ein Inhalt schulischen Lernens rückte in den Bereich des Möglichen zur Zeit der Reformpädagogischen Bewegung sowie durch Impulse, die von der Existenzphilosophie und der philosophischen Anthropologie ausgingen. Sie schenkten dem Menschen 'Kind' Beachtung und maßen neben der Wissensvermittlung der Entfaltung seiner gesamten Person Bedeutung bei.

Vor allem die Kunsterziehungsbewegung machte es sich zur Aufgabe, die schöpferischen Kräfte des Kindes, die sich insbesondere im künstlerischen Ausdruck zeigen können, zu wecken und zu entfalten. Tanzen wurde zum ersten Mal als Inhalt in die Lehrpläne, im Rahmen der Gymnastik, aufgenommen.

Der Wert und die Würde des Menschen als erlebende Person wurden von den humanistischen Psychologen aufgegriffen und fanden Einzug in die Humanistische Pädagogik. Die Beziehung zwischen Lehrern und Schülern im Sinne einer Begegnung wurde als entscheidend für den Lernprozeß angesehen. Es wurde zur Aufgabe des Lehrers, die Kinder in ihrer leiblichen, emotionalen und geistigen Entwicklung zu fördern und sie beim Entdecken ihrer inneren Kräfte und deren Aktualisierung zu unterstützen, weniger durch seine Instruktionen als vielmehr durch sein Begleiten und Anregen, als 'facilitator'. Eine so orientierte Pädagogik achtet das Kind in seinem Kindsein und ermöglicht ihm, größeres Vertrauen in sein

Fähigsein zu entwickeln, sich leichter aus eigenem Interesse für sein Lernen zu engagieren und bereit zu sein, Verantwortung dafür zu übernehmen.

Auch das im Rahmen dieser Arbeit vorgestellte Künstlerische Tanzen ist ganzheitliches Lernen und kreativer Ausdruck zugleich. Durch seine Beziehung zur Kunst wird das schöpferische Tätigsein betont, das mit Wissen und Verstehen verbunden ist, wie es in der ursprünglichen Bedeutung von Kunst enthalten ist, als auch seine Bedeutung als Mittel zur Kommunikation. Der Tanzende kreiert seine Werke mit dem eigenen Körper. In seinem Ausdruck weist er über seinen organischen Körper hinaus und erscheint in seiner Leiblichkeit, in der er auch anderen begegnen kann. Somit kann Tanzen als Ausdruck des Leibes zu der Begegnung mit anderen Menschen und seinem Umraum beitragen. Durch diese Bestimmung Künstlerischen Tanzens verbinden sich in ihm alle Elemente, die den Menschen als 'leibliches-geistiges-seelisches Subjekt' in der Bezogenheit zu anderen Menschen verstehen und ihn in all diesen Facetten seines Seins ansprechen können.

Der Wert des Künstlerischen Tanzens, die Entwicklung der Kinder und ihr Lernen zu unterstützen, kann in dem gemeinsamen Kontext von Lernen und Tanzen gesehen werden und in gemeinsamen Prinzipien, die der Arbeit zugrunde liegen. Die wesentlichsten Gemeinsamkeiten sehe ich darin, daß bei beiden dem Prozeß größere Bedeutung beigemessen wird als dem Ergebnis, das aus dem Prozeß folgt und darin seinen Wert hat, und daß nach dem Wissen um das Thema, das 'Wie', das heißt, wie das Kind an das Thema herangehen und es gestalten kann, entscheidend wird.

Im Nebeneinander mit anderen Unterrichtsfächern kann Künstlerisches Tanzen einen Bereich darstellen, in dem das Kind spielerisch mit seinen Ideen und Vorstellungen experimentieren und eigene Wege entdecken kann. Im Erleben seines Gestaltens kann es mit seinem Fähigsein in Kontakt kommen und sein Interesse und Engagement, sich im Tanzen einzubringen und etwas hervorzubringen, kann den Transfer auf Lernen allgemein erleichtern. So kann das Tanzen, das selbst ganzheitliches Lernen ist, durch sein Auswirken auf andere Bereiche des Lernens in einen größeren Kontext einfließen und wichtiges Element eines ganzheitlichen Unterrichts werden. In diesem Rahmen kann es zur Entfaltung des Kindes als einer integrierten Persönlichkeit beitragen und somit die von einer humanistisch orientierten Pädagogik gestellten Aufgaben erfüllen.

Eine ganzheitliche Pädagogik gewinnt insbesondere in der Arbeit mit beeinträchtigten Menschen an Bedeutung, da sie den Blick auf den ganzen Menschen richtet und nicht auf seine Defizite. Wie in der allgemeinen Pädagogik zu Beginn dieses Jahrhunderts war in der Pädagogik der sprachbeeinträchtigten Kinder die Tendenz zu beobachten, Inhalten und Zielen größere Beachtung zu schenken als dem Menschen Kind, das sie erreichen sollte. Von dem Augenblick an, als es infolge seiner Beeinträchtigung klassifiziert und in ein System eingeordnet wurde, wurde es auch von der Möglichkeit abgeschnitten, als einzigartiges und ganzes menschliches Wesen gesehen zu werden. Die Kategorie wurde wichtiger als der Mensch selbst. Erst als auch hier Impulse aus der Reformpädagogik und aus der Existenzphilosophie Beachtung fanden, konnte die beeinträchtigte Sprache nicht weiter als isoliertes Phänomen betrachtet werden, sondern nur im Gesamtverständnis des Menschen als umfassendes Verständnis seines menschlichen Daseins (vgl. Bollnow 1983, 36). Dadurch rückte das Einzelphänomen der beeinträchtigten Sprache in Beziehung zum Wesen des Menschen im Ganzen, das heißt als äußeres sichtbares Zeichen, in dem sich ein inneres unsichtbares Empfinden ausdrücken kann, in den Hintergrund.

Sprechen ist immer mit in Beziehung treten verbunden. Das sprechende Kind öffnet sich mit seinen Vorstellungen und Wünschen. Werden sie nicht für Wert erachtet, kann es sein Vertrauen zu sich selbst und in den Wert seiner Sprache verlieren, was dazu führen kann, daß es sie nur eingeschränkt wahrnimmt und nur reduziert gebraucht. In einer Atmosphäre, in der es geachtet wird, so wie es ist, und die durch das Vertrauen in seine schöpferische Kraft, sich zu entwickeln und zu entdecken geprägt ist, wird es die Sicherheit und das Vertrauen zu sich selbst als auch zu den Menschen, die mit ihm sind, wiederfinden. Aus seiner eigenen Sicherheit heraus kann es seine Aufmerksamkeit leichter auf Neues richten und bereit werden, sich damit auseinanderzusetzen, wie z.B. mit neuen Lauten und Strukturen in seinem Sprechen.

Eine solche Atmosphäre kann im Künstlerischen Tanzen geschaffen werden, das für sprachbeeinträchtigte Kinder aufgrund seiner Bedeutung als Sprache noch einen besonderen Stellenwert erlangt. Mit seinen Elementen Bewegungslehre, Improvisation und Gestaltung kann es für die Kinder eine Möglichkeit darstellen, Wege zu finden, sich in dieser Sprache mitzuteilen und dadurch die Entwicklung ihrer Lautsprache unterstützen. Durch Tanzen können keine Laute oder grammatische Strukturen erarbeitet werden, jedoch kann es zu einer größeren Bewußtheit des Kindes für sich selbst und seine Umwelt führen und sich dadurch fördernd auf seine Sprache, wie auch auf die mit der sprachlichen Beeinträchtigung häufig einhergehenden Einschränkungen in den Bereichen Wahrnehmung, Motorik, Konzentration, Denken, Kontaktfähigkeit u.a. auswirken.

Indem das Kind im Rahmen Künstlerischen Tanzens in diesen Bereichen größere Kompetenz erwirbt, kann Künstlerisches Tanzen zu einer umfassenden Förderung beitragen. Wie sich eine solche Förderung gestalten kann und wie ihre Auswirkungen auf das körperliche Erscheinungsbild, das Selbstbewußtsein und die Sprache des Kindes sind, wird im folgenden Teil dargestellt werden.

9. Hypothesen und Begründung

Die Formulierung der Hypothesen erfolgt auf dem Hintergrund, daß das Kind, in dieser Untersuchung das sprachbeeinträchtigte Kind, als Person in seiner Entwicklung angesprochen ist. Auch wenn zur Darstellung die einzelnen Bereiche herausgegriffen werden, ist immer zu berücksichtigen, daß Künstlerisches Tanzen sich an das Kind richtet und es infolge seiner Aufgeschlossenheit gegenüber seiner Umwelt und Wachheit, ihr zu begegnen, Auswirkungen auf Bereiche seiner Persönlichkeit hat.

H1 Durch Künstlerisches Tanzen erhöht sich selbstsicheres Verhalten beim Tanzen.

H2 Durch Künstlerisches Tanzen erhöht sich selbstsicheres Verhalten im Unterricht.

H3 Durch Künstlerisches Tanzen verbessert sich die Koordinationsfähigkeit des Körpers.

H4 Durch Künstlerisches Tanzen verbessert sich die Flexibilität des Körpers, das heißt die Beweglichkeit der Körperteile in sich als auch die Fähigkeit, in den Gelenken zu beugen und zu strecken.

H5 Durch Künstlerisches Tanzen verbessert sich die Fähigkeit, Körperteile isoliert zu bewegen, das heißt ohne Mitbewegen benachbarter Körperglieder.

H6 Durch Künstlerisches Tanzen verbessert sich die Artikulation der Kinder.

H7 Durch Künstlerisches Tanzen erweitert sich der Wortschatz der Kinder.

H8 Durch Künstlerisches Tanzen verbessert sich die grammatische Kompetenz der Kinder.

Im Tanzen begegnen den Kindern viele Situationen, sich etwas vorzustellen und diesen Bildern Gestalten in Bewegungen und Worten zu geben. Sie werden mit spezifischen Übungen in ihren unterschiedlichen Bewegungsmöglichkeiten angesprochen oder aufgefordert, sich mit ihrem Körper, der Musik, dem Raum und den anderen Kindern konstruktiv auseinanderzusetzen. Nicht eine Leistung gilt es zu vollbringen, sondern wesentlich ist das Experimentieren mit den angebotenen Möglichkeiten und das Erleben der Fähigkeiten im Umsetzen von Ideen. Diese Arbeit wird sich auf das gesamte Bewegungsverhalten und die körperliche Struktur auswirken und darüber hinaus das Vertrauen in die eigenen Fähigkeiten vergrößern. Die Sicherheit im eigenen Körper stärkt das Vertrauen und die Sicherheit in sich als Person, die in einem gestärkten selbstsicheren Verhalten sowohl beim Tanzen als auch im Verhalten im Unterricht zum Ausdruck kommt.

Das Erleben im Tanzen, etwas zu vermögen, ermutigt, auch in anderen Bereichen zu wagen. Dies führt dazu, daß die Umwelt und damit auch Sprache mit größerer Aufmerksamkeit wahrgenommen und das Interesse, die Umwelt zu benennen und mit ihr zu kommunizieren, zunimmt. Dadurch erhöht sich auch die Motivation für die sprachlichen Leistungen, die in verbesserten grammatikalischen Fähigkeiten zum Ausdruck kommen. Es erweitert sich sowohl die kommunikative Kompetenz, was in einem größeren Wortschatz sichtbar wird, als auch die grammatische Kompetenz. Die Entwicklung des Wortschatzes wird in erheblichem Maße von Anregungsfaktoren gefördert. Die Wachheit und Strukturierung, die die Kinder sich im Tanzen erarbeiten, kann sich auch in ihrer Sprache bemerkbar machen. Durch das aktive Auseinandersetzen können entscheidende Entwicklungsschritte in Gang gesetzt werden.

10. Untersuchungsmethodik

Die Untersuchung wird mit Kindern in einer Schule für Sprachbehinderte durchgeführt und wird sich über den Zeitraum eines Jahres erstrecken. Zu Beginn der Förderung besuchen die Kinder die 2. Hälfte des ersten Schuljahres und werden von mir als Lehrerin unterrichtet. Mit der Klasse arbeite ich seit der Einschulung der Kinder in die Eingangsklasse. Bei Untersuchungsbeginn sind das ca. 18 Monate.

Die Unterrichtswoche ist so strukturiert, daß die Kinder an 5 Tagen in den ersten 4 Stunden gemeinsam unterrichtet werden. An 3 Tagen der Woche schließen sich an den gemeinsamen Unterricht 2 Stunden für Sprachtherapie und Förderunterricht in Kleingruppen von jeweils 4 Kindern an.

Die Gruppen wurden zu Beginn des Schuljahres zusammengestellt und werden für die erste Phase der Untersuchung so beibehalten:

Gruppe 1:	Eva	Iris	Sven	Tom
Gruppe 2:	Anne	Lena	Klaus	Uwe
Gruppe 3:	Eric	Kevin	Mark	Paul

Es steht schon fest, daß 3 Kinder (Anne, Lena und Uwe) nach dem ersten Schuljahr zur Grundschule überwechseln werden. Die Erhebung der Endwerte dieser Kinder, erfolgt nach ca. 3 Monaten vor Ende des Schuljahres. Ihre Ergebnisse werden nicht interpretiert, sondern als Vergleichswerte mit einbezogen werden. Bisweilen werden diese Kinder mit Gruppe B bezeichnet und die verbleibenden Kinder mit Gruppe A.

Um die Auswirkungen Künstlerischen Tanzens bei sprachbeeinträchtigten Kindern ermitteln zu können, ist geplant, es als tägliches Element in den gemeinsamen Unterricht und in die Arbeit mit den Kleingruppen einzubeziehen. Da es nicht möglich ist, Kinder davon auszuschließen, wird auf eine Kontrollgruppe verzichtet. Es handelt sich um eine Einzelfallanalyse, deren Untersuchungseinheit die einzelnen Kinder der Gruppe sind (vgl. Petermann/Hehl 1979, 3).

Zur Überprüfung der Hypothesen wird ein Untersuchungsplan erstellt, in dem entsprechend der zu erwartenden Auswirkungen folgende Bereiche enthalten sind:

- Verhalten beim Tanzen und im Unterricht
- Körperstruktur und Bewegungsverhalten
- Sprache

Die Daten werden durch teilnehmende Beobachtung und Erhebungsverfahren vor und nach der Förderung ermittelt.

Folgender Zeitplan wird erstellt

24.2.1993 - 26.3 1993	Erhebung der Anfangswerte
19.4 1993 - 30.4 1994	Förderphase
03.5 1994 - 04.6 1994	Erhebung der Endwerte und Arbeit an der Endaufführung
Juni	Endaufführung

10.1 Rahmenbedingungen

Die Untersuchung wird im Klassenraum der Kinder durchgeführt. Da ein Großteil aller Aktivitäten während des Unterrichts auf dem Fußboden stattfindet, ist er mit einem Teppichboden ausgestattet, und die Tische stehen an den Wand- und Fensterseiten, so daß in der Mitte ein großer Raum zur Verfügung steht. Es ist vereinbart, daß Kinder und Lehrer den Raum nicht mit Straßenschuhen betreten und an einem Tisch im Flur gefrühstückt wird.

An einer Breitseite des Raumes besteht die Möglichkeit, mit schwarzen Vorhängen, die von der Decke bis zum Boden reichen, eine Kastenbühne von 8m Länge und 4m Breite einzurichten. Durch zwei weitere Stoffbahnen können die Seiten für die Zuschauenden nicht einsichtig gemacht werden. Während des Klassenunterrichts sind die Vorhänge zurückgezogen und zusammengebunden, so daß sie kaum auffallen. Bei Bedarf können sie schnell vorgezogen werden.

Diese Bühne kann beleuchtet werden mit 2 Seiten- und 4 Frontscheinwerfern, die mit einem Lichtpult verbunden sind und gesteuert werden können.

Der in dieser Art gestaltete Klassenraum erweist sich als sehr vorteilhaft für die Durchführung der Untersuchung. Es müssen keine langen Wege unternommen werden, um in den Gymnastikraum zu gelangen. Er steht immer zur Verfügung und kann ohne Räumaktionen benutzt werden, so daß die Elemente Künstlerischen Tanzens in den täglichen Unterricht leicht integriert werden können. Die Gestaltung des Raumes trägt dazu bei, den Kontext für Künstlerisches Tanzen zu kreieren.

Mit den Eltern der Kinder wurde auf einem Elternabend über die Bedeutung von Künstlerischem Tanzen gesprochen, und sie wurden darüber informiert, daß Elemente daraus in den täglichen Unterricht aufgenommen werden.

10.2 Kinder der Untersuchung

Alle Kinder, außer Lena, besuchten die Eingangsklasse und sind zu Beginn der Untersuchung in der 2. Hälfte des 1. Schuljahres. Lena kam zu Beginn des 1. Schuljahres in die Gruppe. Ihren Schulweg legen die Kinder mit Bussen zurück, da ihre Wohnorte nicht mit dem Schulort identisch sind. Kontakte untereinander bleiben, bis auf gelegentliche Besuche anläßlich von Geburtstagen, auf den Schulmorgen beschränkt.

Im folgenden werden die Kinder mit ihrem Alter, ihrer familiären Situation, Besonderheiten in ihrer Entwicklung, ihrer Diagnose zu Schulbeginn und die Einstellung der Eltern zu der Schule und ihrem Lernen vorgestellt.

Anne

Zu Beginn der Untersuchung ist sie 8;7 Jahre. Sie lebt mit einer 3 Jahre älteren Schwester bei ihren Eltern. Nach einer Risikoschwangerschaft wurde sie in der 31. Woche geboren. Eine Gaumenspalte wurde mit 1 Jahr operativ entfernt.

Bei der Einschulung wurde folgende Diagnose gestellt:
Sprachentwicklungsverzögerung mit den Symptomen einer multiplen

Dyslalie, betroffene Laute f, k, ch, h, t, z, s, die ausgelassen oder substituiert wurden, und eines Dysgrammatismus. Die Wortstellung sowie der Gebrauch der Artikel, die Pluralbildung und Konjugationen waren nicht altersentsprechend. Außenstehende konnten sie kaum verstehen. Um sich verständlich zu machen, benutzte sie häufig Gestik und Mimik.

Der Culture Fair Intelligence Test (CFT) ergab einen Intelligenzquotienten von 82.

Anne wird sehr von ihren Eltern, vor allem ihrem Vater, unterstützt. Zum neuen Schuljahr will sie die Grundschule besuchen.

Eric

Zu Beginn der Untersuchung ist er 8;4 Jahre alt. Er lebt mit 2 jüngeren Brüdern bei der Mutter und seinem Stiefvater. Ein weiterer jüngerer Bruder lebt in einem Kinderheim, ein älterer Bruder bei seinem Vater. Ein Bruder besucht die Schule für geistigbehinderte Kinder. Nach einem Umzug vom Osten in den Westen Deutschlands wohnte die Familie 2 Jahre mit 3 Kindern in einem Raum.

Erst im Kindergartenalter begann Eric, erste Wörter zu sprechen. Er litt häufig unter Infektionskrankheiten wie Lungenentzündungen und chronisch rezidivierenden Mittelohrentzündungen.

Bei der Einschulung wurde folgende Diagnose gestellt:
Sprachentwicklungsstörung mit den Symptomen einer multiplen Dyslalie und eines Dysgrammatismus. Betroffen waren die Laute s, sch und Konsonantenverbindungen ch, tz, die er durch d ersetzte, f durch b, b durch p, pf, fl, br, tr, kr, kn. Endkonsonante m, r, l, t ließ er aus. Er zeigte einen geringen aktiven und passiven Wortschatz.

Der Intelligenzquotient betrug 86.
Eric sollte eine Brille tragen, die er jedoch nie bei sich hat. Die Mutter zeigt sich interessiert, kann Eric jedoch in seiner schulischen Entwicklung nicht unterstützen.

Eva

Zu Beginn der Untersuchung ist sie 8;1 Jahre. Sie lebt mit ihrer Mutter und 3 älteren Geschwistern. Die familiäre Situation ist sehr angespannt. Im 2. Lebensmonat traten bei Eva Fieberkrämpfe auf, sonst waren keine besonderen Vorkommnisse bekannt. Mit 6 Jahren war sie mit ihrem 1 Jahr älteren Bruder für ein halbes Jahr in stationärer Sprachbehandlung. Dadurch verzögerte sich ihre Einschulung. Der Bruder wurde in der gleichen Schule ins erste Schuljahr eingeschult.

Bei der Einschulung wurde folgende Diagnose gestellt: Sprachentwicklungsverzögerung mit den Symptomen der partiellen Dyslalie und des Dysgrammatismus. Bei der Realisation komplexer verbaler Einheiten brach ihre Sprachkompetenz wieder in Zweiwortsätze zusammen.

Ein Intelligenztest konnte nicht durchgeführt werden.
Die Mutter gibt an, daß sie mit ihrer Situation überfordert ist, und kann Eva keine Unterstützung geben. Ihr Schulbesuch ist sehr unregelmäßig.

Iris

Zu Beginn der Untersuchung ist sie 7;10 Jahre. Sie lebt mit ihrem 3 Jahre jüngeren Bruder bei ihren Eltern. Im 2. Monat traten Krampfanfälle auf sowie eine cerebrale Bewegungsstörung, die eine krankengymnastische Betreuung im Säuglingsalter notwendig machten. Mit 4 Jahren fiel eine Sprach- und Sprechstörung auf, und sie wurde sprachheilpädagogisch betreut.

Bei der Einschulung wurde folgende Diagnose gestellt: Sprachentwicklungverzögerung mit den Symptomen einer partiellen Dyslalie, eines Dysgrammatismus, eingeschränktem Wortschatz und mangelndem Sprachgedächtnis.

Der CFT ergab einen Intelligenzquotienten von 94.
Der Vater übt viel mit Iris und scheint bisweilen zu viel von ihr zu verlangen, was dazu führt, daß sie die Arbeit in der Schule oft verweigert. Sie soll so bald wie möglich zur Grundschule überwechseln.

Kevin

Zu Beginn der Untersuchung ist er 8;8 Jahre alt. Er lebt mit seiner 4 Jahre älteren Schwester bei seinen Eltern. Seine Mutter ist Niederländerin, sein Vater Italiener. Beide sprechen mit Kevin deutsch. Der Vater ist, beruflich bedingt, immer wieder längere Zeit von zuhause fort.

Kevin lernte mit 17 Monaten laufen. Mit 3 Jahren sprach er noch nicht, lautierte aber viel und ahmte Tiergeräusche nach. Sein Sprachverständnis wurde als gut beurteilt. Feste Nahrung kaute er nicht und spuckte sie wieder aus. In dieser Zeit wurde eine ausgeprägte Sprachentwicklungsverzögerung und eine allgemeine Entwicklungsretardierung diagnostiziert. Ein organischer Befund konnte nicht festgestellt werden. Eine audiologische Untersuchung ergab eine beidseitig leichtgradige Hörstörung.

Eine geistige Beeinträchtigung lag nicht vor. Aus einem Bericht einer Institution, in der mit Kevin 3 Jahre bewegungstherapeutisch gearbeitet wurde, geht hervor, daß er unter einer umfassenden und stark ausgeprägten motorischen Umsetzungsstörung litt, die zentral motorisch bedingt war. Sie betraf gleichermaßen die Grob- und Feinmotorik sowie die Sprechmotorik. Testanweisungen, die eine motorische Umsetzung erforderten, konnte er nicht entsprechend umsetzen. Er konnte sie inhaltlich wiedergeben, ohne daß er sie mit seinen Händen oder Füßen ausführen konnte. Auffällig war sein Zehenballengang.

Bei seiner Einschulung wurde folgende Diagnose gestellt:
Sprachentwicklungsverzögerung mit den Symptomen einer multiplen Dyslalie und eines starken Dysgrammatismus. Ein Intelligenztest konnte nicht durchgeführt werden.

Vor allem die Mutter ist sehr interessiert an Kevins Entwicklung. Sie äußert öfter ihre Sorge über seine Zukunft, versucht ihn jedoch so zu sehen, wie er ist, und ihm die Hilfen zu geben, die er braucht.

Kevin scheint genaue Vorstellungen zu habe, wie etwas aussehen soll, kann diese Vorstellung jedoch nicht umsetzen.Weichen sie von seinem inneren Bild ab, akzeptiert er seine Ausführungen nicht. So beginnt er oft, ein Bild zu malen, und zerknüllt nach kurzer Zeit wütend das Blatt. Das gleiche Verhalten zeigt er beim Schreiben von Zahlen und Buchstaben.
Beim Treppensteigen wechselt er noch nicht die Füße.

Klaus

Zu Beginn der Untersuchung ist er 8;3 Jahre alt. Er lebt allein mit seinen Eltern mit engem Kontakt zu den Großeltern mütterlicherseits. Zu Hause hat er keine Freunde und spielt die meiste Zeit mit seinem Hund. Die Mutter möchte nicht, daß er andere Kinder mit nach Hause bringt.

Zu seiner Entwicklung liegen keine besonderen Angaben vor. Vor seiner Einschulung arbeitete er während eines Jahres zweimal wöchentlich mit einem Sprachtherapeuten, der eine basale Förderung mit ihm durchführte.

Bei seiner Einschulung wurde folgende Diagnose gestellt: Sprachbeeinträchtigung durch Stottern, durch Symptome einer multiplen Dyslalie, betroffene Laute S-Laute und die Konsonantenverbindungen, und eines Dysgrammatismus. Er reihte häufig die bedeutungstragenden Wörter ohne verbindende Elemente aneinander (z.B. Frau - Leiter - hochklettern - auf der Dach).

Er konnte die Farben nicht benennen und nicht zählen.

Der Intelligenzquotient betrug 81.

Die Eltern, vor allen Mutter und Großeltern, finden es sehr diskriminierend für ihr Ansehen im Dorf, daß Klaus diese Schule besuchen muß. Sie halten ihm vor, daß er weniger kann als andere Kinder seines Alters, und setzen ihn unter Druck, mehr zu arbeiten.

Lena

Zu Beginn der Untersuchung ist sie 7;4 Jahre. Sie lebt mit einer jüngeren Schwester bei ihren Eltern. Mit Beginn des ersten Schuljahres kam sie aus der Grundschule in die Klasse.

Die Diagnose zu ihrer Einschulung lautete: Sprachentwicklungsverzögerung mit den Symptomen einer partiellen Dyslalie und eines Dysgrammatismus.

Ein Intelligenzquotient lag nicht vor.

Sie möchte zum Ende des Schuljahres zur Grundschule zurückgehen.

Mark

Zu Beginn der Untersuchung ist er 8;0 Jahre alt. Er lebt mit seiner 6 Jahre älteren Schwester bei seinen Eltern. Ab dem 6. Schwangerschaftsmonat mußte die Mutter liegen, da vorzeitige Wehen auftraten.

Ab dem 5. Lebensjahr war Mark in ambulanter Sprachtherapie.

Bei der Einschulung wurde die Diagnose einer multiplen Dyslalie gestellt.

Der Intelligenzquotient betrug 98.

Mark soll ein guter Schüler werden. Die Eltern haben Pläne, daß er mindestens die Realschule besuchen soll.

Paul

Zu Beginn der Untersuchung ist er 8;5 Jahre alt. Er lebt mit seinen 3 jüngeren Schwestern bei seinen Eltern. Seine Sprachentwicklung setzte verspätet ein.

Bei seiner Einschulung wurde folgende Diagnose gestellt:
Sprachentwicklungsstörung mit den Symptomen einer partiellen Dyslalie, betroffen sind die S- und Sch-Laute, sowie eines Dysgrammatismus. Er sprach nur in Zweiwortsätzen. Er hatte einen geringen Wortschatz und ein geringes Sprachverständnis.

Ein Intelligenztest konnte nicht durchgeführt werden.
Paul war Bettnässer. Die Eltern sind nach eigenen Angaben mit der familiären Situation voll ausgelastet und können Paul keine Unterstützung geben. Viel Zeit verbringt er mit Videos und Fernsehen.

Sven

Zu Beginn der Untersuchung ist er 8;5 Jahre alt. Er lebt mit seiner 4 Jahre jüngeren Schwester bei seinen Eltern. Wegen Abfall der Herztöne kam er durch Kaiserschnitt zur Welt. Im Alter von 3 Jahren wurden Auffälligkeiten in der Aussprache und im Satzbau beobachtet. Seit dieser Zeit hatte er ambulante Sprachtherapie.

Bei seiner Einschulung wurde folgende Diagnose gestellt:
Sprachentwicklungsverzögerung mit den Symptomen der multiplen Dyslalie, betroffene Laute -b-, w--, --l, z, s, sch, ch lateral, pf--,--pf, fl, tr und des Dysgrammatismus mit einer nicht altersgemäßen Satzbildung sowie Ausfällen in der Pluralbildung und Artikulation. Er zeigte eine geringe Sprechbereitschaft.

Der Intelligenzquotient betrug 94.
Die Eltern sind durch den Bau ihres Hauses, an dem sie viel in Eigenleistung erbringen, sehr eingespannt, so daß Sven meist sich selbst überlassen ist und die jüngere Schwester häufig mitbetreut.

Tom

Zu Beginn der Untersuchung ist er 8;4 Jahre. Er lebt mit seinem Zwillingsbruder, der die Parallelklasse besucht, bei seinen Eltern. Die Mutter entband in der 35. Schwangerschaftswoche wegen Lungenentzündung und Nierenversagen mit Kaiserschnitt. Tom blieb einen Monat auf der Frühgeborenenstation. Die sprachliche Entwicklung verlief verzögert. Mit 5 Jahren wurde eine Schalleitungsstörung sowie eine motorische Retardierung festgestellt. Nach dem Einsetzen von Paukenröhrchen hörte er besser. Er ist sehr häufig erkältet, was sein Hörvermögen immer beeinträchtigt. Der Vater spricht infolge einer Kieferngaumenspalte sehr verwaschen und ist nur schwer zu verstehen.

Bei seiner Einschulung wurde folgende Diagnose gestellt:
Sprachentwicklungsverzögerung mit den Symptomen einer multiplen Dyslalie und eines Dysgrammatismus. Er sprach nur in Ein- oder Zweiwortsätzen. Sein aktiver und passiver Wortschatz sowie sein Sprachverständnis waren sehr eingeschränkt. Er konnte z.B keine Tiere benennen. Seine Sprache war sehr verwaschen und kaum zu verstehen.

Der CFT ergab einen Intelligenzquotienten von 74.
Die Eltern, vor allem die Mutter, bewerten das schulische Lernen höher, als Toms Entwicklung.

Uwe

Zu Beginn der Untersuchung ist er 7;8 Jahre. Er lebt mit 2 älteren und einem jüngeren Bruder bei seinen Eltern. Mit 4 Jahren wurden die Eltern bei einer ärztlichen Untersuchung auf eine Sprachentwicklungsstörung aufmerksam gemacht. Auch ein älterer Bruder war in sprachtherapeutischer Behandlung.

Bei Uwes Einschulung wurde folgende Diagnose gestellt:
Sprachentwicklungsverzögerung mit den Symptomen einer partiellen Dyslalie, er ersetzte die Laute s und sch durch f, und des Dysgrammatismus. Seine Sätze waren oft nur bruchstückhaft und schwer verständlich.

Der CFT ergab einen Intelligenzquotienten von 98.
Die Eltern sind sehr interessiert, daß er gut und möglichst schnell lernt.
Er hat sich entschlossen, nach diesem Schuljahr zur Grundschule zu gehen, was er mir kurze Zeit vor Beginn der Untersuchung mitteilte.

10.3 Überprüfungsbereiche durch teilnehmende Beobachtung

Um die Entwicklung der Kinder durch Künstlerisches Tanzen zu dokumentieren und ihre Verhaltensweisen darzustellen, wird die teilnehmende Beobachtung als Untersuchungsinstrument gewählt. Sie erlaubt, soziales Verhalten zu dem Zeitpunkt festzuhalten, zu dem dieses tatsächlich geschieht. Es handelt sich um die 'strukturierte Beobachtung', da nach festen Kategorien beobachtet wird (vgl. Lamnek 1989, 244).

Die teilnehmende Beobachtung bietet sich an, da ich als Lehrerin mit den Kindern arbeite und schon Teil ihres Kontextes bin. Künstlerisches Tanzen wird für sie keinen Unterschied zu den anderen Arbeitseinheiten machen. Durch meine aktive Teilnahme modifiziere ich nicht nur diesen Kontext, sondern werde auch von ihm beeinflußt.

Das Erstellen der Kategorien basiert auf meiner eigenen Erfahrung mit Tanz und Bewegung in Verbindung mit theoretischem Wissen. Arbeitseinheiten werden beobachtet und zum Teil mit Video aufgenommen und unter folgenden Gesichtspunkten ausgewertet:

- Verhaltensweisen der Kinder beim Tanzen
- Körperstruktur
- Bewegungsverhalten im Raum und Bewegungseigenschaften

10.3.1 Selbstsicheres Verhalten der Kinder beim Tanzen und im Unterricht

In diesem Bereich werden die Kinder in ihrem Verhalten beim Tanzen in ihren Improvisationen und Gestaltungen und im allgemeinen Unterricht beobachtet. Zur Unterscheidung von der Arbeit mit traditionellen Schulinhalten spreche ich von Tanzen und Unterricht, obwohl ich Tanzen als Element des Unterrichts betrachte.

Es wird nach folgenden 6 Kriterien beobachtet:

im Tanzen

- Aktives Mitgestalten bei Improvisationen und Gestaltungen
- Einbringen von Ideen
- Annehmen von Ideen

- Gestalten eigener Tanzstücke
- Bezogene Zusammenarbeit
- Tanzen vor Zuschauern

im Unterricht

- aktives Mitgestalten in den Arbeits- und Spielphasen
- Einbringen von Ideen
- Annehmen von Ideen
- Selbständiges Arbeiten
- Bezogenes Zusammenarbeiten
- Wortmeldungen in Gesprächskreisen

Im Bereich des Tanzens wird das Bewegungsverhalten im Raum mit einbezogen. Ein Vergrößern des Bewegungsraums, das sich in größeren Gesten von Armen und Beinen ausdrückt, wird als weiteres Kriterium für Selbstsicherheit angesehen. Das Verhalten im Raum richtet sich auf das Einbeziehen unterschiedlicher Richtungen (vorwärts, rückwärts etc.) und Ebenen (am Boden liegen, krabbeln, auf den Knien tanzen etc.). Das Erweitern des Bewegungsverhaltens unterstützt die Sicherheit im eigenen Körper und damit auch den Aufbau selbstsicheren Verhaltens.

Die Beobachtungen werden beschrieben und in Tabellen in einer Ratingskala von 1-3 eingestuft, so daß sich maximal ein Punktwert von 18 ergeben kann.

1 entspricht einem Verhalten, in dem die Kinder wenig Initiative zeigen, wenig Ideen entwickeln, andere Vorschläge selten annehmen, selten ohne ständige Unterstützung arbeiten können, im Tanzen keine eigenen Tanzstücke entwickeln, sich selten zu Wort melden in Gesprächskreisen und nicht vor anderen tanzen.

2 entspricht einem Verhalten, in dem die Kinder mehr Initiative zeigen, sich oft auch noch im Hintergrund halten, manchmal Ideen einbringen und andere Ideen annehmen, selbständig arbeiten können, jedoch auch häufig ihre Arbeiten unterbrechen, wenn sie keine Unterstützung haben, 1 oder 2 Tanzstücke entwickeln und sich mindestens 1 mal pro Woche in Gesprächskreisen zu Wort melden.

3 entspricht einem Verhalten, in dem die Kinder bei fast allen Aufgabenstellungen viel Initiative zeigen, ihre eigenen Ideen dazu entwickeln, andere Ideen annehmen, wenn sie erfolgversprechender sind, selbständig arbeiten können und aus den erarbeiteten Elementen Tanzstücke entwickeln, sich bei Gesprächen in der Regel immer zu Wort melden.

Die Ergebnisse werden in Histogrammen dargestellt.

Ich gehe von der Annahme aus, daß sich das selbstsichere Verhalten der Kinder

- beim Tanzen um 3 Punkte erhöhen wird
- im Unterricht auch ohne Förderung durch Künstlerisches Tanzen um 1 Punkt und als Folge der Förderung aber insgesamt um 3 Punkte.

Die Hypothesen, daß sich durch Künstlerisches Tanzen das selbstsichere Verhalten beim Tanzen und im Unterricht erhöht, gelten als bestätigt, wenn bei 6 von 9 Kindern die Werte beim Tanzen und im Unterricht um 3 Punkte höher liegen. Sonst werden sie verworfen.

10.3.2 Körperstruktur und Bewegungsverhalten

Der Begriff Körperstruktur impliziert bestimmte Relationen der einzelnen Körperteile untereinander. Abweichungen davon können den gesamten Energiehaushalt in Unordnung bringen, da größere Energie aufgewendet werden muß, um einen Ausgleich zu schaffen, und sich in Verspannungen niederschlagen. So ist ein stabiles Gleichgewicht "der äußerlich sichtbare Ausdruck einer positiven Entwicklung des Energiehaushaltes" (Rolf 1989, 30).

In diesem Bereich wird der Körper hinsichtlich seiner Struktur, die sich im Verhalten ausdrückt, beobachtet. Wenn im folgenden einzelne Bereiche zur Beobachtung herausgegriffen werden, geschieht dies auf dem Hintergrund, daß der Körper eine organische Ganzheit ist, in der die Einzelelemente in einer integrativen Wechselwirkung verbunden sind. Das bedeutet, daß Unausgewogenheiten und Spannungen Auswirkungen auf den gesamten Körper haben und sich Veränderungen in Richtung Ausgewogenheit in einem Bereich auf andere auswirken können.

Im folgenden werden wesentliche Elemente herausgegriffen, die Bestandteil der Beobachtung sein werden, und diese Auswahl wird begründet. Dabei beziehe ich mich im wesentlichen auf Ida Rolf (1989).

Die Bewegung wird durch die Gelenke bestimmt. Die Elastizität der ansetzenden Muskeln prägen das Bild wesentlich. Die Flexibilität der Füße und Sprunggelenke schafft die Basis, auf der der Oberkörper ruht und sich aufrichtet. Nach Rolf können Verspannungen und Verschiebungen im Oberkörper erst verschwinden, wenn die Sprunggelenke wieder voll beweglich sind (vgl. Rolf 1989, 45). Ein frei bewegliches Fußgelenk trägt maßgeblich dazu bei, daß das Körpergewicht gut ausbalanciert werden kann. Sprung-, Knie- und Hüftgelenk bestimmen die Bewegung des Beines. Ihre Flexibilität hat wesentlichen Einfluß auf die ausgewogene Bewegung.

Schulter- und Beckengürtel bestimmen weitgehend die motorische Leistungsfähigkeit des Körpers. Die Ausrichtung des Beckens wird von der Lendenwirbelsäule (LWS) und dem Sakrum bestimmt. Verschiebungen im Bereich der LWS haben einen verspannten Psoas zur Folge. Der Psoas ist einer der wichtigsten Muskeln des Körpers, der die Verbindung von Rumpf und Beinen herstellt und strukturell eine Verbindung von Oberkörper und Beinen bildet. Er setzt an der oberen LWS an und verläuft schräg durch den Körper zum Femurkopf. Er kann als Gegengewicht zur Bauchmuskulatur betrachtet werden. Ein nicht vollfunktionsfähiger Psoas zeigt sich auch in der Leiste, die zusammengedrückt und 'unsicher' erscheint. Kann der Psoasmuskel aktiviert werden, so wird der gesamte Körper involviert sein und ausgewogen in seinem Gang erscheinen. "Die Bewegung beginnt im Rumpf und wird durch den Psoas in die Beine weitergeleitet" (Rolf 1989, 118). Das Sakrum kann als Zentrum betrachtet werden, von dem aus die gesamte Körperkoordination beim Gehen initiiert wird.

Je flexibler das Becken in seiner Bewegung ist, um so eher kann es das Gewicht tragen. Dadurch wird der Schultergürtel entlastet, und die Arme sind beweglicher in ihren Gesten. Die Anpassung des Beckens an die Bewegungen der Ober- und Unterschenkel wird durch das Kugelgelenk der Hüfte ermöglicht. Zur Fortbewegung sollte es drehfähig sein, was nur mit Hilfe eines freibeweglichen Hüftgelenks möglich ist. Beim unbeholfenen Gehen rotiert der Oberschenkelknochen in einem Hüftgelenk, das festgehalten wird. Für die Beckenbewegung spielen neben den Abduktoren und Adduktoren des Oberschenkels unter anderen die hinteren Schenkelmuskeln eine Rolle. Verspannungen im Bereich der Lendenwirbelsäule (LWS) können sich im gesamten Rücken, insbesondere in der Brustwirbelsäule (BWS) und Nackenwirbelsäule (NWS), auswirken.

Das Verhalten des Schultergürtels wird wesentlich durch die Rhomboideusmuskulatur geprägt. Sie bestimmt Positions- und Wirkungsgrad des Kopfes. Schwache oder verschobene Muskelverbindungen zwischen Schultergürtel und Oberarm können zu Fehlfunktionen führen, die das Gleichgewicht stören. Von großer Bedeutung bei der Findung des Gleichgewichts ist die Interaktion von Kopf, Schultern, Becken und Füßen.

Die Beweglichkeit des Rumpfes trägt zur harmonischen Fortbewegung bei. Unbeweglichkeit im Rumpf kann zu Fortbewegungsstörungen wie ruckartigen und steifen Bewegungen führen.

Diese Beispiele lassen die Bedeutung der Ansprache mehrerer Körperbereiche gleichzeitig, wie es im Tanzen und in geführten Bewegungseinheiten geschieht, erkennen.

Um Aussagen über das körperliche Erscheinungsbild des Kindes machen zu können, werden die Koordination, die Flexibilität und die Fähigkeit, Körperteile isoliert zu bewegen, an Elementen einer Bewegungssequenz und während des freien Tanzens beobachtet. Sie sind Indikatoren für die Flüssigkeit und Integration in der Bewegung und bestimmen das Haltungs- und Bewegungsgefühl. Flexibilität und Isolation prägen das Bild der koordinierten Bewegung mit, sollen jedoch gesondert betrachtet werden, da ihnen im Tanzen eine wesentliche Bedeutung zukommt.

Die Bewegungssequenz basiert auf der von James Saunders entwickelten Arbeit 'Body as Heart' (unveröffentlichtes Manuskript). Für die Arbeit mit den Kindern wurden einzelne Elemente entnommen, die zum Teil abgewandelt oder erweitert wurden; daraus wurde eine in sich geschlossene Folge entwickelt.

Diese Bewegungsfolge unterstützt die Koordination, Flexibilität und Fähigkeit, isoliert zu bewegen (Heben von Kopf und Beinen, gegenläufige Bewegung von Armen und Beinen). Besondere Beachtung kommt der Flexibilität der LWS zu durch unterschiedliche Möglichkeiten den Rücken ab- und aufzurollen, öffnen und schließen sowie schaukeln der Beine. Sie beginnt sitzend am Boden, wird dann weitergeführt in die Rücken- und Bauchlage mit unterschiedlichen Angeboten für Beine und Arme und endet im Stehen.

Die Beweglichkeit des Körpers wird in seiner Funktionalität betrachtet. Psychische Komponenten, wie sie in der Tanztherapie miteinbezogen werden, sind damit verbunden, werden jedoch im Rahmen dieser Arbeit nicht interpretiert werden.

Die Beobachtungen finden in der Groß- und Kleingruppe statt, beim freien Tanzen zu Musik oder wenn mit Inhalten vorgegebener Themen experimentiert wird.

Im Bereich der Koordination wird die Interaktion der einzelnen Körperteile untereinander und das harmonische Zusammenspiel der bei der Bewegung tätigen Muskeln beobachtet, die sich in der Bewegungspräzision und im Bewegungsfluß ausdrücken.

- Bewegungspräzision, darunter ist die Ausgewogenheit des Raummaßes zu verstehen, das sich in geradlinigen und abgerundeten Bewegungen und einer sicheren Körperbalance ausdrückt. Ist es unausgewogen, äußert es sich in zittrigen, eckigen, abgehackten und gleichgewichtsunsicheren Bewegungen (vgl. Kiphard 1973, 18).

- Bewegungsfluß bezieht sich auf die Ausgewogenheit des Zeitmaßes, das sich ausdrückt in situationsadäquatem Tempo der muskulären Impulse und sich bei Unausgewogenheit in schnellen abrupten Impulsen oder in verlangsamten Bewegungen äußert (vgl. Kiphard 1973, 18).

- Bewegungsflexibiliät, verstehe ich als Beweglichkeit der Körperteile in sich sowie ihre Fähigkeit, in den Gelenken zu beugen und zu strecken.

- unter Bewegungsisolation verstehe ich, einzelne Körperteile ohne Mitbewegen benachbarter zu bewegen, z.B. den Fuß im Fußgelenk ohne Mitbewegung des ganzen Beines.

Beobachtungen zur Koordination

- Interaktion
  von Kopf und Rumpf, Schultern und Becken, Armen und Beinen

- Bewegungspräzision und Bewegungsfluß
  Bewegungen zielgerichtet oder ausfahrend, rund oder abgehackt

Die Beobachtungsergebnisse werden in Ratingskalen von 1-3 erfaßt und in Histogrammen dargestellt.

Werte der Ratingskala:

die Koordination betreffend:

1 sie reagieren kaum aufeinander
2 sie reagieren in Ansätzen aufeinander
3 sie sind in Interaktion

die Bewegungspräzision und den Bewegungsfluß betreffend:

1 überwiegend ruckartige, eckige Bewegungen und abrupte Impulse oder extrem langsame
2 Bewegungen sind noch eckig, lassen Übergänge zu runden und geradlinigen Bewegungen erkennen
3 überwiegend runde und geradlinige Bewegungen

Beobachtungen zur Flexibilität im Bereich:

- Nacken
- Schultern und oberer Rücken
- Arme
- LWS
- Becken
- Beine

Die Beobachtungsergebnisse werden in Ratingskalen von 1-3 erfaßt und in Histogrammen dargestellt.

Werte der Ratingskala:

1 Gelenke und Wirbelsäule können nicht spontan gestreckt oder gebeugt werden
2 Gelenke und Wirbelsäule können gebeugt oder gestreckt werden nach Erinnerung
3 Gelenke und Wirbelsäule können spontan gestreckt oder gebeugt werden

Beobachtungen zur Isolation im Bereich

- Kopf
- Schultern
- Arme
- Becken
- Beine
- Füße

Die Beobachtungsergebnisse werden in Ratingskalen von 1-3 erfaßt und in Histogrammen dargestellt.

Werte der Ratingskala:

1 Einzelne Körperteile können nicht isoliert von anderen Körperteilen bewegt werden
2 Körperteile können im Ansatz isoliert bewegt werden
3 Körperteile können isoliert von anderen Körperteilen bewegt werden

Ich gehe davon aus, daß die Kinder in ihrer Fähigkeit, Körperteile koordiniert, flexibel und isoliert zu bewegen, in ihrer normalen Entwicklung ohne Förderung einen Zuwachs von 1 Punkt und 1 Punkt durch die allgemeine schulische Förderung erreichen würden sowie 1 weiteren Punkt infolge der gezielten Förderung durch Künstlerisches Tanzen.

Die Hypothesen, daß sich durch Künstlerisches Tanzen, die Koordination, Flexibilität und Fähigkeit Körperteile isoliert zu bewegen erhöht, gelten als bestätigt, wenn 6 von 9 Kinder in jedem Bereich Werte erreichen, die um 3 Punkte höher liegen. Sonst werden sie verworfen.

10.4. Überprüfungsbereiche durch Erhebungsverfahren

Neben der teilnehmenden Beobachtung kommen folgende formale Verfahren zur Überprüfung des Bewegungsverhaltens und des sprachlichen Bereichs (Kassettenaufnahmen und Lautbildungstest) zur Anwendung:

- Checkliste zum Bewegungsverhalten
- Lautbildungstest
- Kassettenaufnahmen von nacherzählten Geschichten

10.4.1 Bewegungsverhalten

Zur Überprüfung des Bewegungsverhaltens wird die Checkliste motorischer Verhaltensweisen mit eingesetzt. Dabei handelt es sich um ein standardisiertes motoskopisches Verfahren, das qualitative Aussagen über das Bewegungsverhalten von Kindern gibt. Sie wurde entwickelt, um neben quantitativen Messungen eine qualitative Aussage über das Bewegungsverhalten machen zu können. Sie ermöglicht eine Groborientierung über psychomotorische Komponenten, wie Antrieb, Motivation, Übereifer, Ängstlichkeit, die das Bewegungsverhalten mitbeeinflussen können, und ist für das Alter von 6 - 11 Jahren vorgesehen. Die Einschätzung erfolgt anhand von 78 Eigenschaftswörtern, die vom Beobachter möglichst assoziativ als zutreffend oder nicht zutreffend gekennzeichnet und mit einer Schablone ausgewertet werden.

Es werden 8 Dimensionen des Bewegungsverhaltens beobachtet, wovon 3 (Skalen 1-3) eine gut koordinierte oder überdurchschnittliche Motorik und 5 (Skalen 4-8) eine auffällige oder gestörte Motorik beschreiben:

1. lebhaft und freudig
2. beherrscht und stetig
3. anmutig und elegant

4. schwerfällig und träg
5. zerfahren und planlos
6. gehemmt und ungeschickt
7. übereilig und vorschnell
8. kantig und holprig

Für die entsprechenden Punktwerte können in einer Normentabelle geschlechtsspezifische und nach Grund- und Hauptschule sowie Sonderschule unterteilte Prozentränge abgelesen werden. Aus dem Gesamtbild ergibt sich durch Interpretation das Bewegungsverhalten.

Es wird vor allem das Bewegungsverhalten in der entsprechenden sozialen Situation erfaßt, in dieser Untersuchung beim Tanzen.

Darüber hinaus wird das Bewegungsverhalten im Raum, dem im Tanzen besondere Bedeutung zukommt, mit einbezogen.

10.4.2 Sprache

Zur Überprüfung der Sprachentwicklung werden der Lautbildungstest zur Ermittlung der Aussprache der Laute und im syntaktisch-morphologischen Bereich von den Kindern auf Kassetten nacherzählte und anschließend transkribierte Geschichten ausgewertet.

Artikulation
Lautbildungstest

Der Lautbildungstest überprüft die Lautbildungsfähigkeit der Kinder. Er ist für Kinder im Alter von 4 - 7 Jahren konzipiert und wird einzeln durchgeführt. Den Kindern werden Bildkarten vorgelegt, deren Begriffe sie benennen. Er liegt in 2 Formen vor.

Mit der Kurzform (LBT) werden die Lautbildungsleistungen der Kinder überprüft und mit den entsprechenden Fähigkeiten einer der Altersnorm entsprechenden Lautbildungsfähigkeit verglichen. Dieser Vergleich kann nicht vorgenommen werden, da die Kinder dieser Untersuchung nicht mehr im Bereich der Altersnorm liegen.

Es wird sich auf die diagnostische Testform bezogen. Sie gibt Aufschluß über den Ausbildungsgrad der Lautbildungsschwäche, indem die Kriterien Fehleranzahl, Fehlerart und Position des Lautes in der Lautfolge überprüft werden. Da die Kinder die Laute des Untertests 1 bereits korrekt aussprechen, wird der Untertest 2 eingesetzt, mit dem 61 Items und Lautverbindungen abgeprüft werden.

Die Auswertung wird unter einer quantitativen und qualitativen Analyse vorgenommen.

In der quantitativen Analyse werden alle Items und Lautverbindungen, die von der korrekten Artikulation abweichen, registriert. Mit der qualitativen Analyse werden diese Abweichungen danach unterschieden, ob es sich um eine Lautabweichung, einen Ersatzlaut oder eine Auslassung handelt. Die Beeinträchtigung im Bereich der Artikulation ist um so schwerwiegender, je größer die Anzahl der Ersatzlaute und Lautauslassungen ist.

Auf dem Hintergrund, daß die Kinder dieser Untersuchung schon älter sind und trotz zum Teil mehrjähriger sprachtherapeutischer Förderung noch Schwierigkeiten haben, Laute korrekt auszusprechen, gehe ich aufgrund meiner Erfahrung davon aus, daß sie durch gezielte Arbeit an den

Lauten innerhalb der schulischen Sprachförderung im Zeitraum eines Jahres 4 bis 8 weitere Laute korrekt aussprechen können. Infolge der Förderung durch Künstlerisches Tanzen, das auch unmittelbar mit der Erarbeitung der Laute verbunden ist, indem die Artikulation mit entsprechenden ganzkörperlichen Bewegungen verbunden wird, werden sie insgesamt zwischen 8 und 12 Laute korrekt aussprechen können. Sigmatismen werden aus diesen Lautgruppen ausgenommen, da sie sich oft sehr hartnäckig halten und bisweilen nie ganz verschwinden. In einer Erhebung aus dem Jahre 1980 gibt Grohnfeldt die Häufigkeit von Sigmatismen im Alter von 6 Jahren mit 15-20% an (vgl. Grohnfeldt 1980).

Die Hypothese, daß sich durch Künstlerisches Tanzen die Artikulation verbessert, gilt als bestätigt, wenn die Kindern zwischen 8 und 12 Laute korrekt aussprechen können. Sigmatismen sind ausgenommen. Sonst wird sie verworfen.

Die Ergebnisse werden in Histogrammen festgehalten.

Wortschatz und grammatische Kompetenz
Kassettenaufnahmen mit Geschichten

Zur Überprüfung des syntaktisch-morphologischen Entwicklungsstandes werden den Kindern 2 Geschichten in Bilderbüchern vorgelegt, die sie nacherzählen. Es handelt sich um die Bücher 'Die kleine Raupe Nimmersatt' von Eric Carle und 'Freunde' von Helme Heine. Das Erzählen der Geschichten wird auf Kassetten aufgenommen und anschließend transkribiert. Die beiden Geschichten umfassen zusammen 553 Wörter.

Die Form der Geschichte wird gewählt, um bei allen Kindern die gleichen Voraussetzungen zu schaffen und um einen Vergleichsmaßstab zu erhalten.

Die Struktur der Geschichte der 'Kleinen Raupe' ist einfach, da sich die Satzmuster auf den ersten Seiten wiederholen und sie den Kindern einen festen Rahmen gibt. Die zweite Geschichte 'Freunde' erfordert eine größere Aufmerksamkeit für das Geschehen auf den Bildern und die Handlung.

Die Aufnahmen werden unter den Gesichtspunkten der kommunikativen Kompetenz durch die Ermittlung des Wortumfangs und der Analyse der verwendeten Wortarten sowie der grammatischen Kompetenz durch die Analyse der grammatischen Formen ausgewertet.

Da alle Kinder, außer Kevin und Tom, über die strukturellen Elemente der Sprache wie Subjekt, Prädikat und Objekt verfügen und diese überwiegend korrekt anwenden, konzentriert sich die Auswertung auf die einzelnen Wortarten und deren korrekte Bildung.

Die Auswertung wird, in Anlehnung an Peuser (vgl. Peuser 1990/91), durch eine quantitative und qualitative Analyse vorgenommen. Zur quantitativen Analyse werden alle Wörter, Token, der beiden Geschichten zusammengezählt; anschließend wird die Anzahl der Typen ermittelt. Unter Typen versteht Peuser das Zusammenfassen der Wiederholungen und flexivischen Variationen des gleichen Wortes zu einem Grundwort. Sie gibt einen Eindruck von dem Wortumfang.

In einem weiteren Schritt wird die Gesamtsumme der Token und Typen nach Inhaltswörtern (Substantiven, Verben, Adjektiven/Adverbien) und Funktionswörtern (Artikel, Präpositionen, Pronomen und Konjunktionen) unterschieden und analysiert.

Nach Peuser sagt die Anzahl der Funktionswörter etwas über die grammatische Kompetenz des Sprechers aus, jedoch nichts über seinen Wortschatz. Dessen Qualität spiegelt sich vor allem in der Anzahl der unterschiedlichen Inhaltswörter wider (vgl. Peuser 1990/91, 38). Das Verhältnis von Inhaltswörtern und Funktionswörtern beträgt etwa 1:1. Es gibt erste Hinweise auf die Grammatikalität eines Textes.

Das Verhältnis der Token zu den Typen wird in dem TTV-Wert angegeben. Da sich sowohl die Inhaltswörter als auch die Funktionswörter wiederholen, ist die Anzahl der Token immer größer als die der Typen, das heißt das Typen-Token-Verhältnis ist immer kleiner als 1. Ein Sprecher hat demnach ein um so reicheres Vokabular, je näher der Quotient aus Typen und Token an dem Idealwert 1 liegt. Peuser gibt an, daß mindestens 500 Wörter vorliegen sollten, um einen verläßlichen TTV-Wert erhalten zu können.

Die Interpretation der grammatischen Kompetenz erfolgt nach quantitativer und qualitativer Analyse.

Zur Überprüfung der Pluralbildung, Präpositionen, Konjugationen und Kongruenz werden Teile des Dysgrammatiker-Prüfmaterials mit hinzugezogen. Anhand von Bildern werden die sprachlichen Fähigkeiten im

Bereich des Satzbaues überprüft. Die Antworten des Kindes werden in einem Protokollbogen registriert.

Es sind mir keine Untersuchungen bekannt, die Angaben über die Zunahme des Wortumfangs bei älteren sprachbeeinträchtigen Kindern machen. Günther gibt an, daß sich der Umfang des Wortschatzes von 6-15 Jahren bei nicht sprachbeeinträchtigten Kindern verdreifacht (vgl. Günther 1991). Auf ein Jahr bezogen wäre mit einem Zuwachs um ca. 30% zu rechnen. Da die Entwicklung der sprachbeeinträchtigten Kinder in der Regel langsamer verläuft, gehe ich davon aus, daß sich ihr Wortumfang infolge ihrer Entwicklung um 15% erhöhen wird, aufgrund der schulisch-sprachbezogenen Förderung um weitere 10% und infolge der Förderung durch Künstlerisches Tanzen um insgesamt 30%. Aussagen über den Wortschatz geben nach Peuser die Inhaltswörter.

Die Hypothese, daß sich durch Künstlerisches Tanzen der Wortschatz erweitert, gilt als bestätigt, wenn sich der Wortschatz bei 6 von 9 Kindern um mindesten 30% erweitern wird. Sonst wird sie verworfen.

Die grammatische Sprachkompetenz wird gemessen an der Anzahl der Funktionswörter und ihrer korrekten Verwendung. Es wird angenommen, daß sich die grammatische Kompetenz bei allen Kindern infolge der normalen Entwicklung um 5%, durch die schulische sprachbezogene um weitere 10% und infolge der Förderung durch Künstlerisches Tanzen um insgesamt 20% erhöhen wird.

Zur Untermauerung werden die Aussagen hinsichtlich ihrer Kongruenz betrachtet, da nach Clahsen die Schwierigkeiten, bezogen auf dysgrammatische Sprache, sich in erster Linie im Umgang mit der grammatischen Kongruenz äußern, sowie die Verwendung von Kasusmarkierungen mit einbezogen.

Die Hypothese, daß sich durch Künstlerisches Tanzen die grammatische Kompetenz verbessert, gilt als bestätigt, wenn sich bei 6 von 9 Kindern die Anzahl der Funktionswörter um mindestens 20% erhöhen wird. Sonst wird sie verworfen.

Die Ergebnisse werden in Histogrammen dargestellt.

10.5 Datenerhebung

Die Datenerhebung zur Selbstsicherheit, zum Bewegungsverhalten und zur Körperstruktur erfolgt in der gesamten Gruppe und den Kleingruppen mittels Beobachtungen, die zum Teil auf Video aufgezeichnet werden.

Die Überprüfungen im sprachlichen Bereich werden mit jedem Kind einzeln in den Kleingruppen durchgeführt. Die anderen 3 anwesenden Kinder sollen in dieser Zeit Arbeiten erhalten, mit denen sie sich allein beschäftigen können. Es ist geplant, die Geschichten zur sprachlichen Überprüfung der Gruppe gemeinsam vorzulesen und von jedem Kind anschließend, ohne die Anwesenheit der anderen, nacherzählen zu lassen.

Zur Datenerhebung werden die Kinder mit ihren Ergebnissen einzeln aufgeführt.

10.5.1 Alter der Kinder

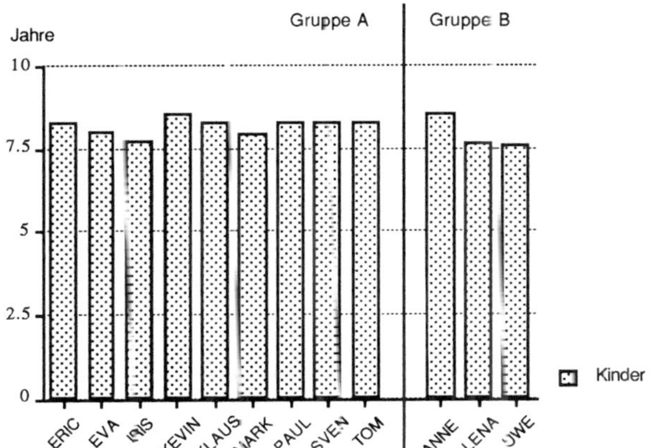

Abb. 1 Alter der Kinder zu Beginn der Untersuchung

10.5.2 Selbstsicheres Verhalten der Kinder beim Tanzen und im Unterricht

Der maximale Wert, den die Kinder erreichen können, liegt bei 18 Punkten.

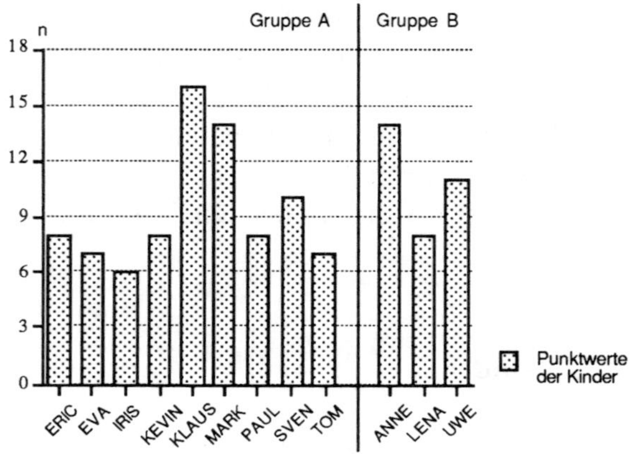

Abb. 2 Selbstsicheres Verhalten beim Tanzen / Anfangswerte

Klaus erreichte mit 16 Punkten den höchsten Wert.

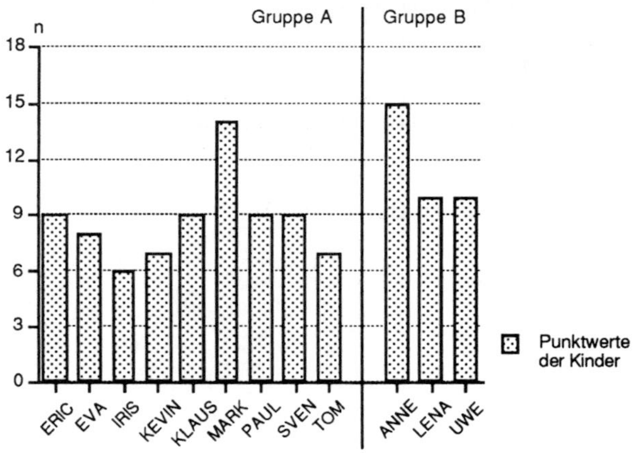

Abb. 3 Selbstsicheres Verhalten im Unterricht / Anfangswerte

5 Kinder zeigen größere Selbstsicherheit im Unterricht als beim Tanzen, 4 Kinder beim Tanzen, und bei 3 Kindern entspricht das Verhalten im Unterricht dem beim Tanzen.

Die Ergebnisse stimmen mit den Beobachtungen des Bewegungsverhaltens überein. Kinder die einen niedrigen Punktwert erreichen, gestalten weniger mit Armen und Beinen und reichen mit ihren Gesten nicht weit in den Raum.

10.5.3 Körperstruktur und Bewegungsverhalten

Der maximale Wert, den die Kinder in jedem Bereich erreichen können, liegt bei 18 Punkten

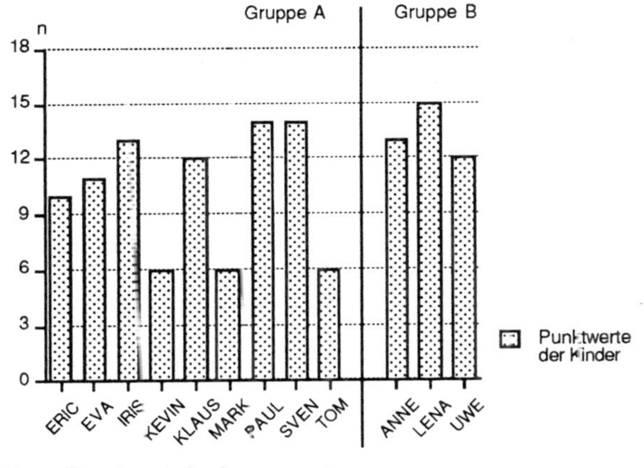

Abb. 4 Koordination / Anfangswerte

Kevin, Mark und Tom erreichten mit 5 Punkten die niedrigsten Werte. Sie sind in ihrer Fähigkeit, koordiniert zu bewegen, sehr stark beeinträchtigt. Lena erreichte mit 15 Punkten den höchsten Punktwert.

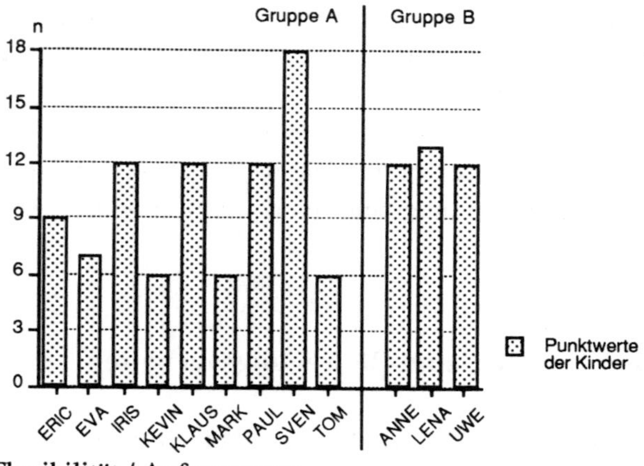

Abb. 5 Flexibilität / Anfangswerte

Auch in diesem Bereich erreichten Kevin, Mark und Tom die niedrigsten Werte mit jeweils 7 Punkten. Die Flexibilität ihres Körpers ist in erheblichem Maße eingeschränkt. Sven erreichte mit 18 die höchstmöglichste Punktzahl.

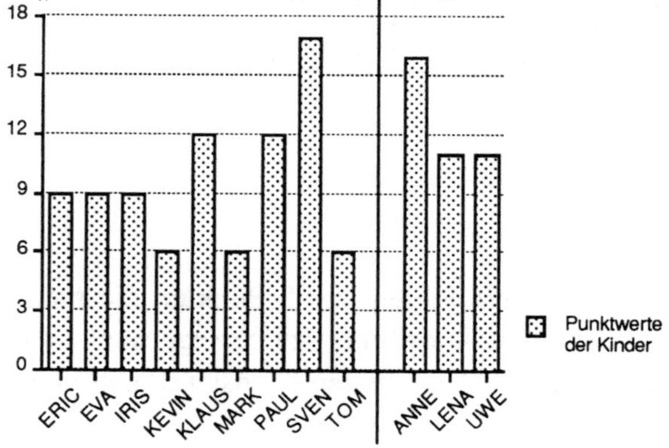

Abb. 6 Isolation / Anfangswerte

Kevin, Mark und Tom erreichten auch in diesem Bereich mit 6 Punkten die niedrigsten Werte. Ihre Fähigkeit, Körperteile isoliert zu bewegen, ist stark beeinträchtigt.

Diese Ergebnisse stimmen mit den Einschätzungen der Checkliste überein. Bei den Einschätzungen kantig/holprig und ungeschickt/gehemmt erreichten diese Kinder Werte, die auf motorische Auffälligkeiten hinweisen, die als pathologisch eingestuft werden.

Das Bewegungsverhalten von Sven entspricht in 2 Bereichen einem Verhalten, das über der Norm liegt.

10.5.4 Sprache

Artikulation
Lautbildungsprüfbogen

Die Artikulation wird einer quantitativen und qualitativen Analyse unterzogen.

Quantitative Analyse

Die Werte geben die Anzahl der korrekt artikulierten Laute von insgesamt 61 Items wieder.

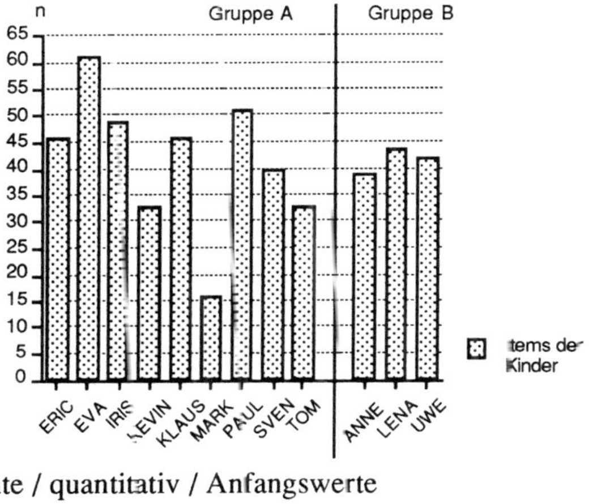

Abb. 7 Laute / quantitativ / Anfangswerte

Nach den Werten des Lautbildungsprüfbogens spricht Mark die wenigsten Items normgerecht aus, was auf eine schwerwiegende Beeinträchtigung in diesem Bereich hinweist. Auch die Werte von Kevin und Tom geben ihre erhebliche Beeinträchtigung wieder. Die Werte der anderen Kinder weisen auf partielle Ausspracheschwierigkeiten der Laute hin.

Qualitative Analyse der nicht korrekt artikulierten Items

Die fehlgebildeten Laute werden in einer qualitativen Analyse unter dem Aspekt von Lautauslassungen, Ersatzlauten und Lautabweichungen betrachtet.

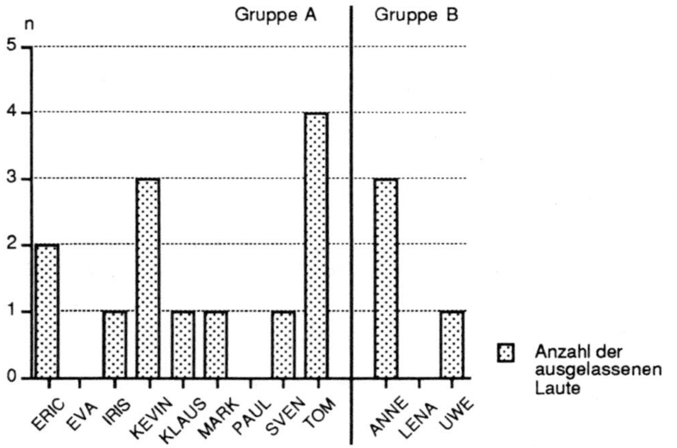

Abb. 8 Lautauslassungen / Anfangswerte

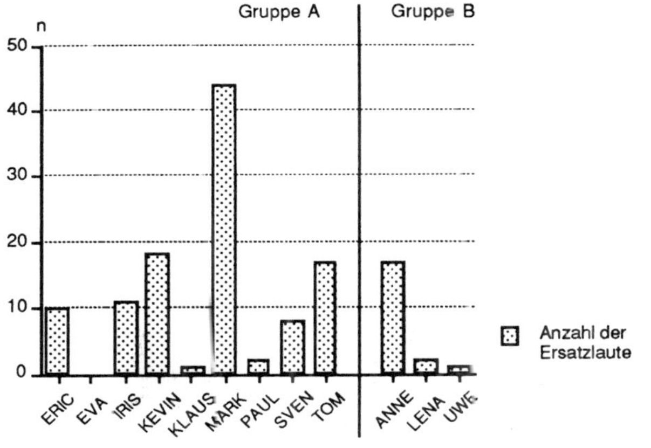

Abb. 9 Ersatzlaute / Anfangswerte

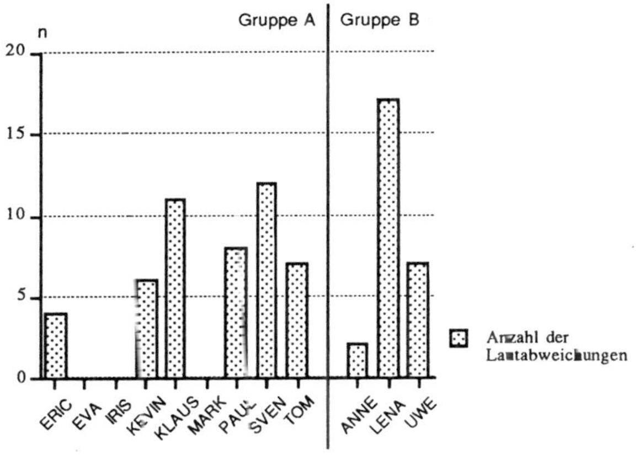

Abb. 10 Lautabweichungen / Anfangswerte

Die Verteilungen geben wieder, daß die Fehlbildungen in erster Linie in der Verwendung von Ersatzlauten zu finden sind.

Mark ersetzt die meisten Laute (44), gefolgt von Kevin (18), Tom (17) und Anne (17). Darauf folgen Lautabweichungen. Lautauslassungen nehmen nur einen geringen Raum ein.

Wortschatz

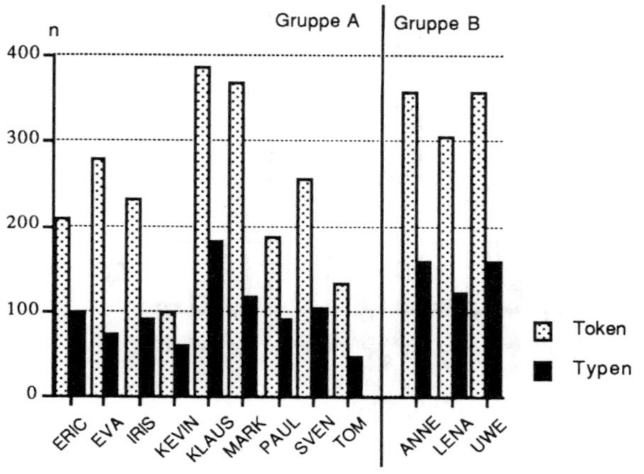

Abb. 11 Gesamt / Verhältnis von Token und Typen / Anfangswerte

Die Verteilung zeigt, daß die Token und Typen der Kinder, die zur Grundschule überwechseln werden, höher sind als die Werte der anderen Kinder, ausgenommen Klaus und Mark, die ähnlich hohe Werte erreichten. Dazu ist anzumerken, daß Klaus vor allem durch seine Stottersymptomatik und Mark durch eine phonetisch-phonologische Störung beeinträchtigt ist. Kevin und Tom erreichten die niedrigsten Werte. Diese Ergebnisse spiegeln sich auch in der durchschnittlichen Äußerungslänge (MLU) wider; auch hier sind die Werte von Kevin und Tom mit einem MLU von 2,4 bzw. 3,9 am niedrigsten und die von Klaus und Mark von 6,2 am höchsten.

Toms Beeinträchtigung besteht zum Teil im Erkennen von Bedeutungen und Erfassen des Sinns. Ihm scheint es schwerzufallen, die Aussagen in den Bildern zu entschlüsseln. Er scheint kein Bewußtsein über sein fehlendes lexikalisches Wissen zu haben, worauf sein Verhalten hinweist, nie etwas zu fragen, immer etwas zu sagen, auch wenn es nicht dem Zusammenhang entspricht. Dies zeigte sich auch beim Benennen der Bildkarten zur Lautüberprüfung. Er benannte alle Karten, bezeichnete z.B. eine Zwiebel mit Luftballon oder einen Fuchs mit Hase und beim nochmaligen Nachfragen mit Pferd. Darauf weist auch sein Verhalten bei Regelspielen hin, bei denen er die Regeln meist nicht einhält, z.B. wann er an der Reihe ist oder wie er auf Karten beim UNO-Spiel reagieren muß. Auch beim Erzählen beschränkt er sich auf Aussagen wie: 'Auto spielt un dat war et'. Füssenich weist darauf hin, daß die Schwierigkeiten beim Bedeutungserwerb oft einhergehen mit Problemen der Aussprache und der Grammatik (vgl. Füssenich 1994, 100f).

Der TTV-Wert kann in der vorliegenden Untersuchung nicht berücksichtigt werden, da die erforderte Anzahl von 500 Wörtern in den Erzählungen der Kinder nicht vorliegt und die Anzahl der Wörter der einzelnen Kinder zu unterschiedlich ist, um miteinander verglichen werden zu können.

Die Gesamtzahl der Token und Typen wird im folgenden nach Inhalts- und Funktionswörtern unterschieden.

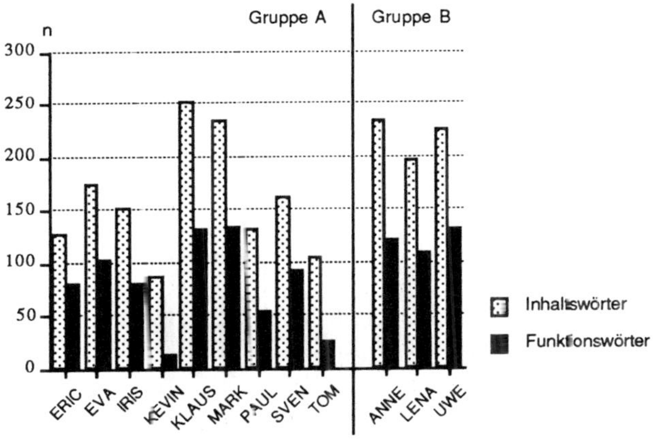

Abb. 12 Verhältnis von Inhalts- und Funktionswörtern / Anfangswerte

Die Verteilung zeigt, daß vor allem Kevin und Tom wesentlich weniger Funktionswörter gebrauchen als die anderen Kinder. Die verwendete Anzahl ist so gering, daß sie nicht in Prozentwerten ausgedrückt werden kann. Sollte sich eine Entwicklung ihrer grammatischen Kompetenz abzeichnen, so wird sich diese in einer deutlichen Zunahme der Funktionswörter zeigen.

Auch hier ist ein deutlicher Unterschied zu vermerken zwischen den Kindern, die zur Grundschule gehen werden, und den verbleibenden Kindern, ausgenommen Klaus und Mark.

Das Verhältnis der Inhaltswörter zu den Funktionswörtern beträgt bei Gruppe A bei 7 Kindern (1,6 bis 2,4) : 1, bei Tom 4:1 und bei Kevin 6,8:1. Bei Gruppe B beträgt es (1,7-1,9) : 1. Diese Ergebnisse weisen auf eine leichte beziehungsweise deutliche Unterverwendung der Funktionswörter hin.

Grammatische Kompetenz

Im folgenden werden die Inhaltswörter und Funktionswörter im Verhältnis der Token und Typen dargestellt.

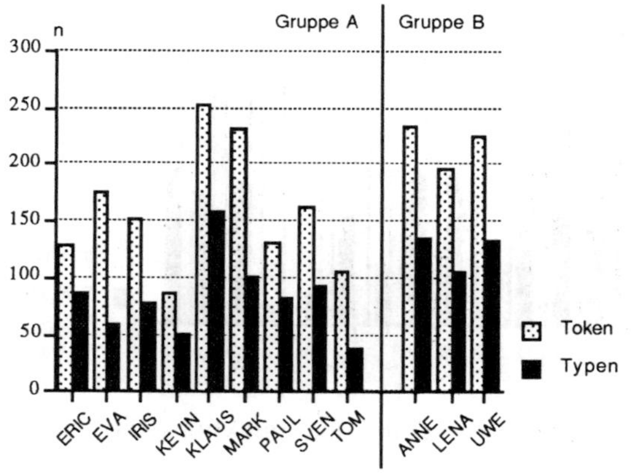

Abb. 13 Inhaltswörter / Verhältnis von Token und Typen / Anfangswerte

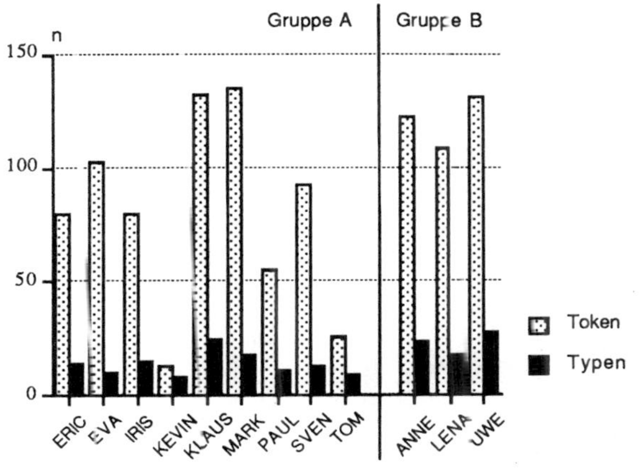

Abb. 14 Funktionswörter / Verhältnis von Token und Typen / Anfangswerte

Das Verhältnis der Token und Typen bei den Inhalts- und Funktionswörtern im Vergleich zeigt, daß der Anteil der Typen bei den Inhaltswörtern deutlich höher liegt als bei den Funktionswörtern. Auch in diesem Vergleich liegen die Werte von Kevin und Tom unter denen der anderen Kinder. Ihre Sprache zeichnet sich deutlich von der der anderen Kinder ab. Sie verwenden häufig noch Nominalaussagen, Subjekte und Verben fehlen noch sehr oft. Die Wortstellung ist bei Tom oft korrekt. Bei ihm sind auch Kongruenzbeziehungen festzustellen, die bei Kevin noch fehlen. In Kevins Sprache herrscht häufig eine Art Telegrammstil vor. Er verwendet überwiegend Inhaltswörter und kaum Funktionswörter. Er erfaßt den Sinn der Geschichten und gibt die bedeutungstragenden Wörter wieder. Die Verben gebraucht er noch fast durchgängig in der Finalstellung. Viele Elemente sind da, die unsystematisch gebraucht werden, wie vereinzelte Kasusmarkierungen und flektierte Verben belegen. Da der Anteil der Funktionswörter etwas über die grammatische Kompetenz der Kinder aussagt, kann von einer Beeinträchtigung ausgegangen werden.

Analyse der grammatischen Kompetenz

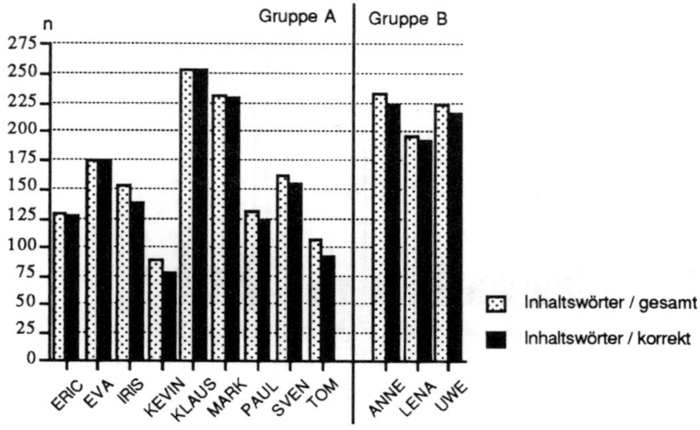

Abb. 15 Inhaltswörter / gesamt und korrekt / Anfangswerte

Die Verteilung zeigt, daß die verwendeten Inhaltswörter mit geringfügigen Abweichungen korrekt gebildet werden. Fehlbildungen betreffen überwiegend die Verben. Von den verwendeten 398 Verben werden 360 korrekt gebildet, dies entspricht 90%. Die Fehlbildungen betreffen vor allem die Konjugation der unregelmäßigen Verben, Iris gebraucht davon 12 mal 'eßte' statt 'aß' und sporadisch die Partizipbildung 'geeßt'.

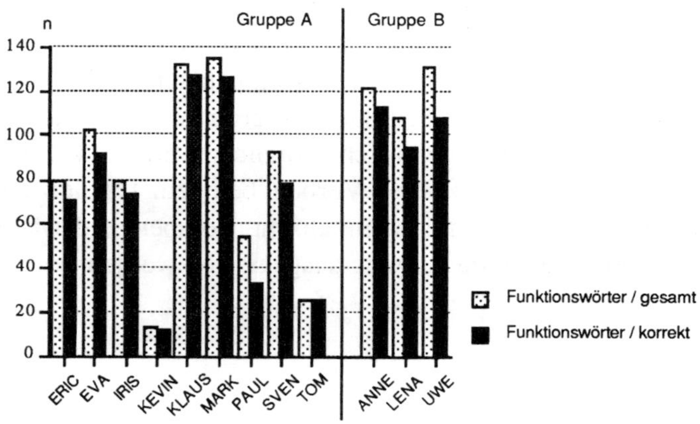

Abb. 16 Funktionswörter / gesamt und korrekt / Anfangswerte

Bei den Funktionswörtern treten die häufigsten Fehlbildungen bei den Artikeln auf. Sie betreffen den Genus und den Kasus, den Kasus vor allem nach Präpositionen. Von 67 fehlgebildeten Artikeln entfallen bei Gruppe A 39 auf den Genus und 28 auf den Kasus und bei Gruppe B von 26 Fehlbildungen, 11 auf den Genus und 13 auf den Kasus.

Kevin und Tom lassen jeweils 22 beziehungsweise 54 Artikel aus. Fehlbildungen zeigen sich ferner beim Herstellen der Kongruenz von Artikeln, Pronomen, Adjektiven und Verben, 55 von 99 Fehlbildungen bei Gruppe A und 32 von 45 bei Gruppe B sowie bei der Kasusmarkierung im Akkusativ- und Dativkontext und einer Übergeneralisierung des Nominativ im Akkusativ- und Dativkontext. 27% der Aussagen im Akkusativ- und Dativkontext wurden in der korrekten Form gebraucht, 39% wurden übergeneralisiert im Nominativ, und 32% wurden in nichtzuzuordnenden Formen fehlgebildet.

Dannenbauer weist darauf hin, daß sich Anzeichen von Regelhaftigkeit im Kasussystem vor allem in Übergeneralisierungen von Nominativformen auf Akkusativ- und Dativkontexte zeigen (vgl. Dannenbauer 1994, 133).
Die verwendeten Präpositionen sind in der Regel korrekt außer bei Tom und Kevin, was auch der Prüfbogen für Dysgrammatiker belegt.

An Konjunktionen wird vor allem die nebenordnende Konjunktion 'und' gebraucht. Die Unsicherheit bei der Verwendung anderer Konjunktionen wird durch den Prüfbogen für Dysgrammatiker bestätigt. Mark, Anne und Uwe gebrauchen auch kausale und konditionale Konjunktionen.

Die Schwierigkeiten der Kinder beziehen sich auf einige Elemente, die den Phasen III bis V des normalen Grammatikerwerbs zuzuordnen sind. Dazu gehören insbesondere Genusmarkierungen am Artikel und subordinierende Konjunktionen. Trotz der noch bestehenden Unsicherheiten beim Gebrauch des Kasussystems und das häufige Vergreifen bei morphologischen Formen, Schwierigkeiten beim Finden von Wörtern und dadurch bedingte Umschreibungen beginnt sich nach Dannenbauer das sprachliche System auszubalancieren (vgl. Dannenbauer 1994, 148).

Es zeigt sich ein deutlicher Unterschied zwischen Kevin und Tom und den anderen Kindern. Ihre Ergebnisse werden hinsichtlich ihrer grammatischen Kompetenz gesondert interpretiert.

Bei Kevin und Tom bestehen noch signifikante Auffälligkeiten im Sinne eines Dysgrammatismus. Kevins Sprache entspricht nach der Einteilung in Phasen von I bis V bis zum Alter von 3;5 Jahren etwa dem Übergang von Phase II zu III des normalen Spracherwerbs und Tom dem Übergang von III zu IV. Der Übergang von Phase III zu IV wird als besonders kritische Zone betrachtet, in der einige Teilbereiche sich weiterentwickeln und andere nicht (vgl. Clahsen 1986 und 1988, Dannenbauer 1994).

Die Ergebnisse werden in erster Linie hinsichtlich der Verwendung der korrekten Artikel, bezogen auf Genus und Kasus, der Verwendung der Konjunktionen und der Kongruenz betrachtet.

Die Erzählungen von Klaus werden auch hinsichtlich seiner Stottersymptomatik ausgewertet.

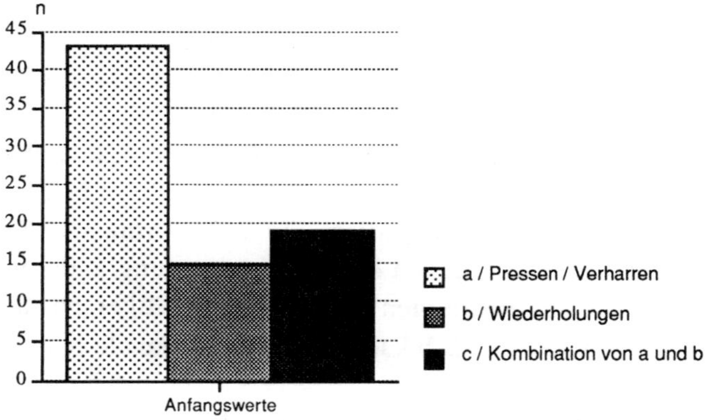

Abb. 17 Analyse des Stotterns von Klaus / Anfangswerte

Als Symptomatik herrschen das Pressen eines Lautes oder Verharren auf einem Laut vor. Es handelt sich dabei meist um Vokale im Inlaut und den Laut 'h'. Dazu kommen krampfartige Wiederholungen. Diese treten isoliert auf oder in Verbindung mit dem Pressen und Verharren.

10.5.5 Zusammenfassung

Die Datenerhebung macht deutlich, daß zwischen den einzelnen Kindern in allen Bereichen Unterschiede bestehen.

Bezogen auf selbstsicheres Verhalten beim Tanzen und im Unterricht zeigen 4 Kinder größere Selbstsicherheit beim Tanzen, 5 Kinder im Unterricht, und bei 3 Kindern entspricht das Verhalten beim Tanzen dem im Unterricht. Klaus und Mark erreichen mit 17 und 15 Punkten beim Tanzen Werte, die deutlich über den Werten der anderen Kinder liegen.

Bei der Erhebung zur Körperstruktur und dem Bewegungsverhalten erreichen Kevin, Mark und Tom die niedrigsten Werte. Ihre Fähigkeiten in diesem Bereich sind als stark beeinträchtigt einzustufen. Das Bewegungsverhalten von Swen zeigt keinerlei Einschränkungen.

Die Erhebung der Sprachdaten wurde in die Bereiche Artikulation, Wortschatz und grammatische Kompetenz unterschieden.

Es zeigte sich, daß Kevin und Tom in allen Bereichen die umfassendsten Beeinträchtigungen aufweisen. Ihre Sprache ist sowohl in der Artikulation erheblich beeinträchtigt, als auch im Bereich des Wortschatzes und der grammatischen Kompetenz. Bei ihnen bestehen noch signifikante Auffälligkeiten im Sinne eines Dysgrammatismus. Bei den anderen Kindern beginnt sich trotz der noch bestehenden Unzulänglichkeiten beim Gebrauch des Kasussystems und im unsicheren Gebrauch von morphologischen Formen nach Dannenbauer das sprachliche System auszubalancieren.

Mark ist vor allem im Bereich der Artikulation schwerwiegend beeinträchtigt und Klaus durch seine Stottersymptomatik.

Die Datenerhebung konnte in dem geplanten Zeitrahmen durchgeführt werden.

Die Beobachtungen zur Körperstruktur und zum Bewegungsverhalten schlossen sich an die morgendliche Begrüßung der Kinder an. In kurzen Einheiten von ca. 10 Minuten tanzten sie frei nach unterschiedlicher Musik oder erhielten kleine Themen. Diese Beobachtungen wurden z.T. mit Video festgehalten und anschließend ausgewertet. Das Aufnehmen der Videos erwies sich bisweilen als recht schwierig, da ich gleichzeitig mit dem Anleiten der Kinder und dem Bedienen der Kamera beschäftigt war.

Die Zeit in den Kleingruppen war so strukturiert, daß die Kinder zuerst einzeln im Bereich der Sprache überprüft wurden und zum Ende der Stunde alle zusammen mit Bewegung und Tanzen arbeiteten. Bei den Erhebungsverfahren arbeiteten die Kinder gerne mit. Es war möglich, mit allen Kindern einer Kleingruppe an einem Tag einzeln die Lautüberprüfung vorzunehmen. Zum Nacherzählen der Geschichten wurden 2-3 Tage pro Kleingruppe benötigt.

11. Geplanter Verlauf der Förderung

An 4 Tagen in der Woche werden im Unterricht mit der ganzen Klasse, ca 15 Min., im Anschluß an den Morgenkreis und in der Arbeit mit den Kleingruppen (ca. 20 bis 30 Min.) Elemente Künstlerischen Tanzens enthalten sein. In den Kleingruppen sollen Themen aus dem gemeinsamen Unterricht aufgegriffen und vertieft werden.

Die Förderung selbst wurde in 4 Arbeitsphasen geplant:

Phase I	von April 1993 bis Juni 1993
Phase II	von September 1993 bis Dezember 1993
Phase III	von Januar 1994 bis März 1994
Phase IV	von April 1994 bis Juni 1994
Phase IV	nimmt eine Sonderstellung ein, da in dieser Zeit an der Endaufführung gearbeitet wird und gleichzeitig die Erhebung der Endwerte stattfindet.

Die Inhalte Bewegungslehre, Improvisation und Gestaltung werden in jeder Phase in unterschiedlicher Gewichtung enthalten sein. Es wird geplant, daß in Phase I und II die Grundlagen der Bereiche erarbeitet werden, die in Phase III erweitert und miteinander kombiniert werden sollen, um in der letzten Phase in eine Aufführung münden zu können. Neben den Inhalten wird jede Phase unter einem bestimmten Thema stehen, beginnend mit Raum und Zeit, die erweitert werden auf den Bühnenraum unter Einbeziehung von Licht, daran schließen sich an Ausdruck und Kommunikation bis zur Erarbeitung des Tanzstückes.

Zur Entwicklung der Bewegungssequenz sollen Ideen der Kinder miteinbezogen werden. In Phase II soll sie als Element in den wöchentlichen Arbeitsplan der Kinder aufgenommen werden. Es ist geplant, Themen, an denen gearbeitet wird, von Anfang an mit kleinen Improvisationen zu verbinden.

Die Themen der Phasen mit den einzelnen Übungen werden vor jeder Phase geplant. Das detaillierte Ausarbeiten der Übungen erfolgt, um Beobachtungen einbeziehen zu können, wöchentlich.

Zu den einzelnen Bereiche werden Übungen in Form von Anregungen geplant, die den Kindern 'Werkzeuge' liefern können, mit denen sie arbeiten und unterschiedliche Erfahrungen machen können.

Die Übungsideen wurden überwiegend selbst entwickelt. Viele Anregungen erhielt ich in meiner eigenen Arbeit mit Körperbildung und Tanzen, die ich für die Arbeit mit den Kindern entsprechend umwandelte.

Im folgenden werden die Bereiche mit den geplanten Übungen dargestellt.

Phase I

Bewegungslehre

Übungen zur Körperbildung

Einzelne Körperteile bewegen

Anregungen zum Experimentieren

- Schütteln der Hände, Arme, Schultern, Füße, Beine, Becken, Kopf, alles zusammen
- Greifen mit den Händen, Füßen - kleine Bewegung, große Bewegung, unten, oben
- Arme, Beine, Rücken und Nacken strecken und beugen
  Mögliche Anregungen
  Wie kannst du deine Hände noch schütteln, an was erinnert dich das, wer oder was schüttelt sich so, ... ?

Rollen

Mögliche Anregungen

- verschiedene Arten zu rollen
- langsam, schnell,
  über Po und Knie, mit ausgestrecktem Körper ...
- Was alles kann an deinem Körper rollen z.B. Kopf, Arme, Beine?

Beugen und Strecken

Mögliche Anregungen

- Welche Körperteile kannst du beugen und strecken?
- Gibt es welche, die du nicht beugen oder strecken kannst?
- Wo beugst du sie?

Dazu kommen Übungen im Stehen, um die Erfahrungen am Boden auf eine andere Ebene zu übertragen

Kreisen der Arme im Schultergelenk

Experimentieren mit Möglichkeiten

- über vorne und hinten wie ein großes Rad - symmetrisch und asymmetrisch

Spielen mit Schritten - vor, zurück, zur Seite, überkreuzen

Einzelne Körperteile isoliert bewegen

Spiel mit dem Würfel
1 Kind oder Lehrerin würfelt und nennt die Zahl, ein anderes Kind oder die Gruppe bewegt entsprechend

1 = Kopf,	3 = Beine,	5 = stopp,
2 = Arme,	4 = Rücken und Becken,	6 = alles zusammen

Erarbeitung der einzelnen Elemente und Verbinden zur Sequenz

Sobald die Kinder eine Einheit ausführen können, erhalten sie die nächste, bis die Sequenz vollständig ist.

Phase II Ausführen der ganzen Sequenz und Vertiefung der einzelnen Elemente durch Experimentieren sowie nach Anleitung. In dieser Phase sollen die Kinder auch als Partner zusammenarbeiten, indem ein Kind ein anderes anleitet.

Phase III und IV ganze Sequenz oder Elemente daraus

Übungen zur Reaktion

- Kinder gehen im Raum, auf Signal (Handtrommel, Glocke) bleiben alle stehen
- Tanzen im Raum, beim Stoppen der Musik bleiben sie stehen, liegen oder knien am Boden, stehen sie im Vierfüßlerstand, fassen das Bein, den Arm etc. eines anderen Kindes an
- Tanzen und stoppen auf Signal in eigenen Posen
- Tanzen und an markierten Punkten im Raum stoppen, tanzen und diese Punkte wieder aufsuchen
- Tanzen und sich selbst einen Punkt im Raum ausdenken, der beim Signal aufgesucht wird
- Spiegel tanzen
  ein Kind tanzt, die Gruppe oder ein Partner folgen

Diese Übungen werden mit Bildern verbunden. Alle Kinder tanzen im Raum, bleiben sie stehen, sind sie z.B. eine kleine Kugel, ein langes Brett, ein Roboter, ein Baum etc.

Übungen zur Raumerfahrung

Alle Kinder tanzen
Musik wird leiser, Lehrerin ruft einen Ort, z.B. Tür und alle Kinder versammeln sich an dem genannten Ort, werden erlöst, wenn die Musik wieder einsetzt

Großes Rechteck in der Mitte des Raumes
Alle Kinder tanzen außerhalb, beim Stoppen der Musik laufen sie in das Rechteck und stehen ganz still. Beim Wiedereinsetzen der Musik tanzen sie in dem Rechteck, ohne es zu verlassen.

Bodenmuster - Rechteck, das in 6 Felder unterteilt ist, mit den Ziffern 1 - 6.
- Kinder tanzen zu Musik, Lehrerin ruft eine Zahl und Kinder versammeln sich auf dieser Zahl oder bleiben beim Stoppen der Musik stehen und gehen dann auf einem genannten Weg zu einem Feld.
- Kinder tanzen von Feld zu Feld und veränderten in jedem Feld die Bewegung.

Gerade Wege
mit Tesaband Wege auf den Boden kleben, von einer Seite zur anderen Seite des Raumes und über die Diagonale (Anfang und Ende beachten)

2 Linien, die sich überkreuzen
- Auf jeder Linie geht ein Kind - Aufgabe, die eigene Linie nicht zu verlassen, beim Zusammentreffen eine Lösung finden
- Sich über die Linien unterschiedlich fortbewegen: gehen, hüpfen, krabbeln, kriechen

Tanzen auf den Linien
Am Anfang der Linie warten, bis die Musik einsetzt, bis zur Mitte tanzen, sich etwas ausdenken, stillstehen, hinsetzen etc. weitertanzen bis zum Ende der Linie und sie mit dem Verklingen der Musik verlassen.

Kurven
- Kleine aufziehbare Spielmaus, die sich in Kurven fortbewegt, dem Weg dieser Maus folgen
- Übungen wie mit den geraden Wegen

Kombination von geraden Wegen und Kurven
Klebeband am Boden markiert die Wege
Übungen wie bei den Wegen davor
- Variation beim Übergang von einem geraden Weg in eine Kurve

Wege zwischen Punkten zurücklegen

Wege sind nicht markiert, nur Punkte

- Auf direktem oder indirektem Weg von einem zum nächsten Punkt gehen
- Von Punkt zu Punkt tanzen, bei jedem Punkt verweilen, tanzend oder in einer Pose und zum nächsten tanzen etc.
- Wege zwischen Punkten variieren z.B. vorwärts oder rückwärts, krabbeln etc.

Großer und kleiner Raum

- Die Hälfte der Gruppe tanzt, die andere Hälfte steht im Kreis um die Tanzenden und verengt oder vergrößert den Kreis

Richtungen

- Richtungsvorgabe oben-unten, vor-zurück

Übungen zu den Wegen im Bühnenraum

- von Seite zu Seite, von vorne nach hinten, über die Diagonalen

Karten mit Lagebezeichnungen und Wegen auf der Bühne

- Kinder ziehen eine Karte, die ihren Anfangspunkt markiert, und eine Wegkarte
- Kinder wählen zu der Weg- und Ortskarte ein Requisit oder geben an, wo sie sind, ein Bild oder eine Stimmung, beschreiben diese und ihr Vorhaben

Kreistanz mit festgelegten Schritten

Ebenen

- Tanzen im Stehen, auf den Knien, im Sitzen, im Liegen
- Ebenen verbinden - komme vom Stehen zum Liegen, Sitzen etc.
- Kleiner Hund, der durch Knopfdruck bewegt und zum Stehen oder Liegen gebracht werden kann, wird imitiert

Übungen zu den Bewegungseigenschaften

Stark, leicht, begrenzt und fließend,

die durch Bilder und entsprechende Musik unterstützt werden

- Gehen wie ein Bär, tanzen wie eine Feder oder ein Schmetterling, gehen wie ein Roboter, tanzen wie Wasser etc.

Langsam wie eine Schnecke und schnell wie ein Blitz etc.

- Ein Kind würfelt eine Zahl und bewegt den entsprechenden Körperteil
- Vorgabe langsam oder schnell

Karten mit Tempoangaben und Bewegungseigenschaften,

- entsprechend tanzen

Improvisationen und Gestaltungen

Übungen, die sich auf die Erfahrung von Raum und Zeit und die Bewegungseigenschaften beziehen, sollen zur Improvisation und Gestaltung hinführen und in diesen wiederkehren.

In der Improvisation können die Kinder allein oder mit anderen, zu unterschiedlicher Musik, mit verschiedenartigen Rhythmen und Stimmungen experimentieren und gestalten. Es werden zum Teil Materialien (Zeitungen, Stofftiere, Zauberstäbe, Masken, sowie Tücher, Federboas, Mützen, Handschuhe, Gürtel) zur Verfügung gestellt, die die Kinder in ihre Improvisationen einbeziehen können oder aus denen sie Kostüme gestalten können. Bei der Wahl der Materialien wird darauf geachtet, daß sie die Kinder durch ihre Qualität ansprechen, z.B. werden Seidentücher in vielen Farben gewählt.

Um die Atmosphäre von Bühne zu schaffen, soll schon Bühnenlicht eingesetzt werden, auf dessen Bedeutung dann in Phase II näher eingegangen wird.

Die Themen gelten für eine Woche für jede Kleingruppe.

Mit den Improvisationen und Gestaltungen wird überwiegend in der kleinen Gruppe mit 4 Kindern im Bühnenraum gearbeitet und ab Ende von Phase II auch mit der ganzen Klasse. Die Kinder sollen Akteure und Zuschauer sein, um zu beobachten oder Ideen von anderen aufzunehmen. Die Übungen sind so aufgebaut, daß ein Teil oft schon bekannt ist und mit einem neuen Element verbunden wird. Bereits bekannte Übungen aus verschiedenen Bereichen werden auch miteinander verbunden. Häufig sind schon Elemente integriert, die zu einer folgenden Stufe hinführen.

Elemente der Übungen werden in allen Phasen eingesetzt werden. Sie werden sich in der Anordnung, ihrer Komplexität und ihrer Intention unterscheiden. Komplexer heißt, daß sie mit Übungen aus anderen Bereichen kombiniert werden.

Tanzen mit Objekten

- Korb mit unterschiedlichen Materialien, Seil, Ball, Plüschtier, Zeitung, Taschenlampe, Mütze, Tücher, Ballon, Gummischlange, Plastikfisch, Gummiband
  - Tanzen mit den Objekten
  - Tanzen, wie die Objekte sind

Anregung, wach auf als ... tanze und schlaf wieder ein, wache auf als DU

- Würfel - Kinder würfeln, ob sie allein, tanzen mit einem Partner oder mit mehreren, mögliche Partner werden mit Namenkarten gezogen.

Tanzen mit Vorstellungen

- Ausgang von dem gewählten Zuhause
- Du verläßt dein Haus zum ersten Mal und entdeckst deine Umgebung
- Du verläßt es verkleidet als ein ... und kommst zurück als DU
- Mit Absicht auf etwas zugehen und ankommen wollen, auf dem kürzesten Weg oder dem längsten Weg

Karten mit Tiernamen

- Kinder ziehen eine Karte, lesen den Begriff oder suchen sich Helfer zum Lesen und tanzen ihn, die zuschauenden Kinder erraten

Folgen und Führen

- Ein Kind tanzt, Partner gibt an, in welcher Pose es enden soll

Muster in der Bewegung wiedergeben

- Muster auf ein Blatt Papier malen und tanzen
- Einen Weg gehen, diesen malen und tanzen
- Das Muster auf eine andere Art tanzen, z.B. durch Hüpfen oder Kriechen

Karten mit Begriffen

Baum, Kamm, Haus, Mond, Sonne, Stern, Planet, Erde, Weltall etc. (Themen werden z.T. dem Unterricht entnommen oder Vorschlägen von Kindern)

Charaktere

- Kinder wählen einen Charakter und stellen ihn dar
  Anregung: Wer oder was möchtest du sein?
  Höre, was er dir erzählt, und tanze ihn

In der zweiten Hälfte von Phase I wird mit der Bühne als Raum gearbeitet, Möglichkeiten, Begrenzungen, Raumwege und das Licht als Element zugefügt. In Phase II wird mehr Betonung auf das Licht im Bühnenraum gelegt.

Themen werden sein:

- Strukturierung des Raumes durch Licht
- Strukturierung der Choreographien durch Licht
- Erzeugen von Stimmungen durch Licht

Licht wird wichtiges Element in allen Improvisationen und Gestaltungen sein, ohne daß es im folgenden jeweils erwähnt wird.

In Phase II werden Inhalte aus Phase I wieder aufgegriffen und vertieft. Ab dieser Phase sollen die zuschauenden Kinder den darstellenden auch Feedback geben, sagen, was sie gesehen haben, was ihnen nicht so gut gefallen hat, was ihnen gut gefallen hat.

Phase II

Langsam und schnell in Verbindung mit Bühnenwegen

- Charaktere einbeziehen und Bewegungseigenschaften

Anfang und Ende der Tänze deutlich machen

Innerhalb einer Form tanzen

- Die Bewegung ereignet sich in einem großen Dreieck, das mit Tesaband aufgeklebt ist, außerhalb des Dreiecks ist sie eingefroren
- Mit dem Wechsel spielen

Tanzen entsprechend gewürfelter Zahlen

Licht in Verbindung mit der Bewegungssequenz

Die Kinder wissen, wie sie anfängt und endet, und können bei ihrem Ablauf mit der Arbeit am Lichtpult und dem Einsatz von Licht vertraut werden

- Licht plötzlich und langsam an- und ausmachen, damit experimentieren

Licht in Verbindung mit Wegen

- Punkte auf der Bühne markieren, an einem Punkt stehen, zu einem anderen gehen, Licht folgt, indem es am 1. Punkt ausgeblendet und am 2. Punkt aufgeblendet wird

Licht in Verbindung mit Improvisationen

- Vor allem Anfang und Ende markieren

Zu vorgegebenen Themen Tänze gestalten

- die 'Kleine Raupe Nimmersatt', 'die Erlösung des roten Planeten' etc.
- In einem verzauberten Wald ist ein Schatz, du machst dich auf den Weg ihn zu suchen

  Vorgabe: Du folgst einer Spur, die nur du siehst, und findest einen Schatz. Dein Weg geht über Steine, unter Bäumen durch. Manchmal ist es ganz einfach, doch manchmal sind die Steine große Felsen und der Wald ganz dicht und eng.

  - Materialien, die benutzt werden können: Papier, Tücher, Zauberstäbe, Stühle, Kiste mit Schatz

Karten mit Begriffen, die die Kinder gewünscht haben:

Haus, Wald, Berg, Feuer, Wasser, Dino, Roboter, Stern, fremdes Raumschiff, Schloß, Zauberer, Säbelzahntiger, Adler, Fee, Zwerg, Schmetterling

- Ein Kind ist auf der Bühne, die Zuschauenden ziehen nacheinander eine Karte, rufen den Begriff, den das Kind darstellt
- Karten sind mit Ziffern von 1-6 bezeichnet, diese werden erwürfelt und mit den entsprechenden Begriffen Geschichten erfunden, die getanzt werden

Charaktere wählen

Ein Kind wählt einen Charakter, die anderen stellen ihm Fragen darüber: Wer bist du?, Wie siehst du aus? Wo wohnst du? Was ißt du?

- Einen Tanz kreieren aus den Inhalten, die durch die Fragen entstanden sind

Gedichte in der Gruppe erfinden und in einem Tanz umsetzen

Phase III

In Phase III werden die Kinder mit allen Elementen aus Phase I und II arbeiten. Besondere Bedeutung werden die Improvisationen und Gestaltungen haben. Themen werden sein:

- Struktur der Stücke mit Anfang, Mitte und Ende
- Raumpositionen
- Rollenverteilung, Choreograph, Tänzer, Bedienung des Lichtes, Kostüme
- Kommunikation, ich tue nicht irgendetwas, sondern ich zeige den Zuschauenden etwas oder erzähle ihnen eine Geschichte
- eventuell Bezug zur Sprache herstellen, auch sie ist nicht ein Aneinanderreihen von Worten, sondern diese Worte stehen in einer bestimmten Ordnung. Ich spreche mit diesen zu einem anderen. Ebenso ist es mit dem Tanzen.

Am Ende von Phase III werden alle Gestaltungen der Kinder in einer Aufführung verbunden. Zu dieser Aufführung werden die anderen Kinder der Schule eingeladen.

Phase III: Thema: Tanzen ist Sprechen

Sätze bilden und in Bewegung umsetzen

Sprechen mit einzelnen Körperteilen

- Gespanntes Tuch über Länge des Bühnenraumes, hinter dem 2 oder 3 Kinder versteckt sind und beim Einsetzen der Musik mit ihren Armen, ihrem Kopf, ihren Füßen zu tanzen beginnen
- Mit Bewegungseigenschaften verbinden
- zwei Kinder schnell und ein Kind langsam etc.

Ereignisse auf dem Weg

- Kinder sitzen in 3 Reihen hintereinander, im Bühnenraum liegen Karten mit Bildern aus Zeitschriften unter einem Tuch (Autos, Wiese mit Blumen und Schmetterlingen, Blume mit Biene, Tiger, Elefant, Hütte am Wasser)
- Aus jeder Reihe kommt ein Kind nach vorne, jedes Kind nimmt ein Bild
- Kinder tauschen sich aus und kreieren einen kleinen Tanz
- Kinder finden auf dem Weg eine Karte mit einem Charakter (Tiger, Bär, Dino, Riese, Fee, Zauberer) und tanzen als dieser Charakter in den Bühnenraum und enden in einer Pose

Tanz der Karnevalsmasken

Phase IV

Sprechen über eine gemeinsame Aufführung

Wahlen

- Choreograph/in
- Verantwortliche/r für das Licht
- Verantwortliche/r für die Kostüme
- Verantwortliche/r für das Bühnenbild

Arbeiten an der Aufführung

12. Durchführung

In der Regel wurde täglich mit der ganzen Gruppe und an einem Tag in der Woche mit jeder Kleingruppe mit Elementen Künstlerischen Tanzens gearbeitet. Häufig wurde aus dem Morgenkreis, der im Sitzen am Boden stattfand, in eine Bewegungseinheit übergeleitet. Nach einigen Streck- oder Gähnübungen oder dem Ausschütteln aller Körperteile wurde ein Thema angeboten, mit dem die Kinder experimentieren konnten. Die Einheiten dauerten zwischen 10 und 20 Minuten.

Phase I

Bereich Körperbildung

In Phase I stand, wie geplant, das Experimentieren mit den Bewegungsmöglichkeiten des Körpers und das Erarbeiten der Bewegungssequenz im Mittelpunkt. Dazu kam schon das Tanzen zur Musik, mit strukturierenden Elementen, das sich an das Experimentieren mit dem Körper anschloß. Während der Improvisationen erhielten die zuschauenden Kinder Beobachtungsaufgaben. Dadurch fiel es ihnen leichter, sich auf das Geschehen zu konzentrieren, und für die tanzenden Kinder war es eine Anerkennung ihres Tanzes, wenn sie anschließend etwas von den anderen darüber hörten. Es wurden die zwei Satzmuster: 'Mir hat gut gefallen ...' und 'Ich habe gesehen ...' vorgegeben, die von allen Kindern angewendet wurden.

Zu Beginn stand das Experimentieren mit den Bewegungsmöglichkeiten verschiedener Körperteile. In der Regel wurden Anregungen vorgegeben, die von den Kindern aufgenommen wurden und anschließend Raum zur Verfügung gestellt, in dem sie selbst Ideen entwickeln konnten. Viele der Übungsmöglichkeiten ergaben sich aus der Situation, indem Ideen der Kinder aufgegriffen und als Thema gestellt wurden. Die entsprechenden Kinder zeigten ihre Ideen, und die anderen probierten sie aus.

In ihrem Experimentieren sprachen die Kinder all die Möglichkeiten an, die als Schwerpunkte für die Bewegungssequenz gesetzt werden sollten. Zu den unterschiedlichen Bereichen brauchten nur noch die Übungen herausgegriffen und zusammengesetzt werden.

Übungen, die Elemente der Bewegungssequenz werden sollten, wurden immer wieder angeregt und in Verbindung untereinander gebracht, bis die Sequenz vollständig war.

Die Kinder machten die Übungen gerne. Sie waren motiviert, abzurollen und wieder zurück in den Sitz oder ihr Knie zu strecken, und zeigten sichtliche Freude, wenn es ihnen gut gelang. Es war zu beobachten, daß die meisten Kinder durch das tägliche Experimentieren schnell lernten und in kurzer Zeit sicher abrollen oder ihr Knie im Liegen strecken konnten. Klaus und Mark übten auch zu Hause und kamen an einigen Tagen ganz begeistert, um den anderen zu zeigen, was sie konnten. Für Kevin waren die Übungen sehr schwer. Es gelang ihm z.B. nicht, über den Rücken abzurollen. Als die meisten Kinder die Elemente der Sequenz recht gut beherrschten, zog er sich in der großen Gruppe zurück und schaute zu. Er war gerne bereit, die Übungen allein mit meiner Unterstützung zu probieren. Jedesmal freute er sich sehr, wenn ihm etwas gelang, und er zeigte es gleich den anderen Kindern, die ihn auch dafür anerkannten.

Für die Durchführung der Bewegungssequenz erwies es sich als günstig, den Kindern feste Plätze im Raum zuzuweisen, um zufällige oder provozierte Zusammenstöße zu vermeiden, die immer zu Unruhen führten. Die Plätze wurden mit dicken Klebepunkten markiert, die den Kindern eine Orientierung geben konnten, jedoch nicht immer eingehalten wurden. Diese Orte waren ihr 'Zuhause' und wurden auch als Ausgangspunkte bei anderen Themen benutzt.

Aufgrund meiner Beobachtungen wurden in dieser Phase auch schon verstärkt Übungsmöglichkeiten im Stehen angeboten zur Aktivierung der Arme, des Schulterbereichs und des Rückens.

Am Ende der ersten Phase kannten die Kinder alle Elemente der Bewegungssequenz und konnten sie, außer Eva, Iris und Tom, in der vorgegebenen Reihenfolge allein durchführen. Auch Kevin machte die Sequenz häufig mit der ganzen Gruppe. Obwohl er nicht alle Elemente ausführen konnte, wußte er genau die Reihenfolge.

In vielen Variationen wurde die Bewegungsfolge ausgeführt. Eine Variante, die von Sven eingebracht wurde, war, daß sich jedes Kind einen Teil der Sequenz aussuchte, die die anderen nachmachten. Nach jeder Einheit wechselte das leitende Kind. Gerne und ganz selbstverständlich übernahmen die Kinder die leitende Funktion.

Es gab Tage, an denen Kinder die Bewegungssequenz nicht durchführen wollten und zuschauten. Gesellten sich zu viele Kinder zu den Zuschauenden wurde ich unruhig und versuchte, sie zum Mitmachen zu bewegen. In den meisten Fällen reagierten sie mit Widerstand und durch die Zeit, die verstrich, wurde ich ungehalten, so daß die Arbeit nicht mehr sinnvoll war. Es wurde ganz wesentlich für mich, wachsam zu sein für die Situation und die Kinder ihre Entscheidung treffen zu lassen und zu akzeptieren. Die Arbeit sollte ihnen Freude machen. Je ruhiger ich mit der Situation umgehen konnte, je selbstverständlicher taten es auch die Kinder. Häufig gesellten sich zuschauende Kinder während der Übung dazu und schlossen sich auch anschließend weniger aus.

Bereiche Raum, Zeiterfahrung und Bewegungseigenschaften

Vorbereitende Übungen zu Improvisationen und Gestaltungen

Alle Kinder liebten die Musik und das Tanzen und bezogen den ganzen Raum ein. Bei den Improvisationen zeigten sie eine Fülle von Ideen, die in der Regel aufgegriffen und mit den geplanten Themen verbunden wurden. Im Tanz spielten die Kinder mit ihren Möglichkeiten und probierten aus, was sie selbst entdeckt hatten oder was sie bei anderen gesehen hatten. Mit dem Experimentieren erweiterten sich ihre Möglichkeiten. Sie übten und lernten aus ihrem eigenen Interesse und ihrer eigenen Motivation auf spielerische Art und Weise. Die Kinder waren mit der Arbeit vertraut. Sie gehörte zu ihrem täglichen Unterricht.

Schon in dieser Phase wurden Kostüme und Bühnenlicht mit einbezogen. Sie unterstützten die Kinder im Verkörpern ihrer Ideen und regten ihre Phantasie an. Das Licht wurde eingesetzt, jedoch noch nicht näher besprochen. Die Kostüme bastelten sich die Kinder selbst aus den Tüchern und Überwürfen.

Zu Beginn war die Struktur recht offen, damit sich die Kinder frei nach der Musik bewegen konnten. Das Improvisieren wechselte vor allem während dieser Phase zwischen konzentriertem Tanzen, in dem die Kinder mit ihren Ideen experimentierten, und mit chaotischem Herumwirbeln, das sich ausdrückte durch Wegnehmen der Gegenstände, Festhalten, Anrempeln, miteinander Herumbalgen am Boden etc. Diese Verhaltensweisen stellten sich ein, wenn der Rahmen sehr offen war. Es erforderte auch ein Lernen meinerseits, meine Erfahrungen mit Tanz und Bewegung auf die Arbeit mit Kindern zu übertragen.

Schon bald wurde das Stoppen eingeführt. Es erwies sich als gute Möglichkeit, zu intervenieren, ohne die Stimme einzusetzen. So konnten sich anbahnende Konflikte sofort unterbunden werden, die beim Tanzen mit der ganzen Gruppe immer wieder vorkamen. Ein Stoppsignal in solchen Situationen klärte die Situation oft. Darüber hinaus konnte durch das Stoppen die Aufmerksam aller Kinder erreicht werden, so daß in der Stille neue Aufgaben gestellt werden konnten. Es zeigte sich, daß Zeichen durch Gegenstände, wie eine Glocke, oft überhört wurden. Das Anhalten der Musik war für alle ein deutlicher Akzent und wurde ausschließlich eingesetzt. Einzelnen Kinder fiel es trotz dieser Deutlichkeit schwer, diese Vereinbarungen einzuhalten, so lief Tom immer noch etwas weiter, bevor er zum Stehen kam.

Die Kinder reagierten sehr schnell auf die Angaben wie: "Beim nächsten Stoppen am Boden liegen, auf den Knien stehen" oder Bilder umzusetzen, "liege wie ein langes Brett oder sei rund wie eine kleine Kugel." War das Stoppen z.B. mit der Anregung am Boden zu sitzen verbunden, tanzten die Kinder im Sitzen weiter, beim nächsten Stopp auf den Knien, anschließend im Stehen, vom Stehen zum Liegen. Sie veränderten ihre Größe und dadurch auch den Raum um sich. Es machte ihnen Spaß, diese Anregungen schnell umzusetzen.

Das Stoppen, verbunden mit dem Aufsuchen verschiedener Orte, mußte sehr zügig gehen. Wenn alle Kinder z.B. zur Tür liefen, kam es schnell zu Schiebereien, so daß einige umfielen, andere darüber und es sehr unruhig werden konnte. Setzte sofort die Musik wieder ein: mit der Aufforderung zu tanzen, konnte verhindert werden, daß sich diese Unruhe weiter ausbreitete. Das Tanzen und Stoppen mit vielen Variationen wurde in allen Phasen eingesetzt, und die Kinder nahmen es gerne auf. Es wurde mit vielen Übungen verbunden und gab den Kindern gute Strukturierungshilfen. Aus einer Übung 'tanzen und stoppen' entwickelte sich folgende Einheit: Nach dem Stoppen wurde angesagt, in was sie sich verwandeln sollen. Nach meiner Einführung übernahmen einzelne Kinder die Ansage.

Die Verbindung stehend zu beginnen und sitzend oder liegend zu enden wurde mit einem kleinen Hund eingeführt. Diesen Hund konnte man durch Knopfdruck zum Liegen oder Stehen bringen. Die Kinder reagierten auf die Bewegung des Hundes. Eine Variation ergab sich, daß die Bühne mit einer Linie geteilt wurde. Auf beiden Seiten stand ein Kind. Beide bewegten gemeinsam, das eine von oben nach unten, das andere von unten nach oben. Die anderen Kinder schauten zu und konnten die Unterschiede wahrnehmen.

Die Arbeit mit den Bewegungseigenschaften wurde mit der Anregung eingeleitet, zu überlegen, was leicht oder stark sei und wie es sich bewege. Die Kinder fanden Möglichkeiten für leicht wie Papier, Feder, Blatt, für stark King-Kong, Elefant, Bär, Adler und setzten ihre Ideen in Bewegung um. In der weiteren Arbeit wurden die Eigenschaften immer in Verbindung mit einem der genannten Begriffe angegeben, leicht wie eine Feder, stark wie ein Bär. Den Begriff stark konnten sie gleich mit etwas identifizieren. Die Aufforderung, etwas mit Kraft wegzuschieben, konnten sie nicht umsetzen. Als sie eine konkrete Erfahrung damit hatten, indem sie ein Kind, das Widerstand leistete, wegdrückten, gelang es ihnen, auch etwas Vorgestelltes wegzuschieben.

Die Eigenschaften fließend und begrenzt wurden gleich eingeführt mit der Aufforderung, sich fließend wie Wasser und sich wie ein Roboter zu bewegen. Für Eva, Iris und Lena war es schwer, sich wie ein Roboter zu bewegen. Mark, Paul und Tom hatten Probleme, fließend wie Wasser zu tanzen.

Beim Experimentieren mit den Raumwegen erfuhren die Kinder die Länge eines Weges mit seinem Anfang und Ende. Den Hinweis auf Anfang und Ende kannten die Kinder schon von den Körperübungen. Ein Weg machte dies mit seiner Begrenzung sehr deutlich. Die Arbeit begann mit der Anregung, sich an den Anfang der Linie zu stellen, über die Linie zu tanzen, am Ende anzuhalten und sie zu verlassen. Den Anfang kennzeichneten alle, am Ende liefen einige durch, ohne anzuhalten. Für Eva, Paul, Tom und Kevin war es sehr schwer anzuhalten. Daraufhin wurde die Aufgabe mit der Vorstellung verbunden, die Linie sei eine Brücke, an deren Ende sie ein Weggeld bezahlen müßten. Mit diesem Bild hielten die Kinder am Ende an, bezahlten symbolisch und verließen die Linie. Diese Übung wurde erweitert mit der Anregung, sich eine Möglichkeit auszudenken, wie sie die Brücke noch überqueren könnten, ohne herunterzufallen.

Die Kinder tanzten im Zehenschritt oder setzten Fuß an Fuß, balancierten wie auf einem Seil. Diese Ideen wurden aufgegriffen und als Aufgabe für alle gestellt in der Art, daß ein Kind seine Idee zeigte und alle nachfolgenden Kinder sie übernahmen.

Die vorgegebenen Bilder lenkten das Bewegungsverhalten der Kinder. War die gleiche Linie ein Laufsteg oder ein Seil, ergaben sich andere Bewegungen. Die Kinder erfanden eigene Möglichkeiten, die bei den weiteren Überlegungen mit einbezogen wurden. Alle geplanten Ebenen und Bewegungsmöglichkeiten waren vorhanden. So variierten die Kinder auch das Tanzen bis zur Mitte des Weges. Klaus tanzte, in der Mitte angekommen, rückwärts weiter. Nachfolgende Kinder imitierten ihn oder fanden andere Möglichkeiten.

Die Arbeit mit den Wegen wurde so weitergeführt, daß nicht mehr die Wege markiert waren, sondern nur die Punkte und die Kinder auf geradem Weg oder auf Umwegen zu diesen Punkten gelangen sollten. Anregungen, die mit Bildern verbunden waren, erleichterten die Vorstellung der Wege. Gerade Wege wurden mit einem Seiltänzerweg assoziiert, Kurven mit Wellenwegen oder Wege mit spitzen Winkeln mit Zick-Zack-Wegen. Wichtig wurde, die Kinder immer wieder auf das Ziel hinzuweisen, daß sie genau dahin wollen und auch ankommen. Das Ankommen an einem Punkt wurde erleichtert durch das Verbinden mit einer Vorstellung, wie verzaubert zu werden und sich einmal zu drehen oder still zu stehen. Auch hier fanden die Kinder viele eigene Möglichkeiten.

Das Experimentieren mit der Verkleinerung oder Vergrößerung des Raumes war zu offen in der Struktur. Die Kinder, die den Raum veränderten, behinderten die tanzenden Kinder, indem sie diese einfach zusammendrückten, diese leisteten Widerstand und stießen zurück, was in ein Gedränge ausartete. Ein Stoppen der Musik konnte die Situation klären. Solche Situationen zeigten, wie wichtig es ist, sehr klare Strukturen zu setzen, weit genug zum Experimentieren für die Kinder, aber auch eng genug, um eine Orientierung und Führung zu geben.

Die Arbeit im großen Raum wurde auf den Bühnenraum übertragen, was durch Ziehen der Vorhänge sehr schnell möglich wurde.

Ein Kind ging die Wege auf der Bühne, von Seite zu Seite, von vorne nach hinten, über die Diagonalen und markierte Punkte durch Anhalten. Die anderen beobachteten. Sie gaben an, daß es beim Gehen nach hinten aussieht, als ob jemand weggeht und beim Nach-Vorne-Kommen, als ob jemand kommt. Danach überlegten sich die Kinder, wie sie die Bühne überqueren könnten. Keine Bewegung sollte sich wiederholen. Viele waren vertreten, vorwärts- und rückwärtsgehen, rollen, krabbeln u.a. Die Kinder übernahmen Ideen voneinander, die sie nicht kopierten, sondern abwandelten. So hatte Klaus die Idee, auf dem Bauch zu robben. Kevin robbte nach ihm auf dem Rücken.

Die Übung mit auf Karten markierten Anfangspunkten und Wegen auf der Bühne in der Verbindung zu erzählen, was einfällt, erwies sich als zu abstrakt. Die Kinder nahmen ihre Positionen ein und tanzten den Weg, doch kein Kind redete dabei. Die Übung mit den Requisiten in Verbindung mit den Wegen wurde weggelassen. Diese beiden Übungen wurden in veränderter Form wiederaufgenommen. Die Kinder malten auf einem Bogen Pappe einen Weg und tanzten diesen. Während des Tanzens stand die Pappe hinter ihnen auf der Bühne, so daß sie sich selbst orientieren und die zuschauenden Kinder den Weg nachvollziehen konnten. Die Kinder waren sehr bemüht, die Wege exakt nachzutanzen, und die zuschauenden Kinder kommentierten mit Äußerungen wie: "Jetzt mußt du aber dahin." Es war eine sehr lebendige Einheit.

Es wechselten freies Bewegen nach der Musik, die immer durch Stopps, verbunden mit kleinen Aufgaben, strukturiert waren, und Improvisationen mit Elementen von Gestaltungen ab.

Am Ende dieser Phase wurde versucht, mit den Kindern einen Kreistanz aus wenigen Schritten, vor, zurück und zur Seite, zu lernen. Mit der ganzen Gruppe war es nicht möglich, diesen Tanz durchzuführen. Einige Kinder zogen sich an den Händen, so daß der Kreis immer wieder auseinandergerissen wurde. Eine Ursache dafür war, daß sie die Schritte im Tempo der Musik nicht koordinieren konnten. Der Gruppe von Anne, Klaus, Lena, und Uwe gelang es als einziger die ganze Form allein zu tanzen. Klaus hatte etwas Schwierigkeiten mit den Schrittfolgen, konnte sich jedoch sehr schnell bei den anderen orientieren. Es war die Gruppe, die nach diesem Schuljahr die Schule verließ, und Klaus. Sie hatten auch wenig Probleme in ihrer Sprachstruktur. Dieser Zusammenhang ist bemerkenswert.

Die Gruppe von Eric, Mark und Paul begannen mit dem Anfang und wandelten ihn dann nach ihren Vorstellungen ab. Sie lösten die Kreisform auf und tanzten in einer Reihe weiter. Ein Kind tanzte in der Mitte auf einem Bein und wurde von den außengehenden Kindern gehalten. Sie achteten sehr darauf, daß es seine Balance halten konnte.

Eva, Iris, Kevin, Sven und Tom waren für diese feste Form nicht zu gewinnen. Sie begannen damit, hörten aber schnell wieder auf. Es war zu früh für sie, um mit solchen Strukturen zu arbeiten.

Das Tanzen mit schnellen und langsamen Bewegungen fiel einigen Kindern zu Beginn nicht leicht. Tom war immer schnell. Er war bemüht, langsam zu tanzen, jedoch nach 1 - 2 Schritten hatte er wieder das schnelle Tempo, ebenso Klaus, Mark und Sven. Sie konnten in ihrem Tanz nicht unterscheiden, was schnell und langsam war, obwohl die Begriffe vorbereitet waren durch Demonstrationen auf der Bühne. Eine Übung erleichterte ihnen diese Vorstellung. Die Bühne wurde durch eine Linie geteilt. Auf der einen Seite tanzte ein Kind langsam und auf der anderen Seite schnell. Auf ein Klingelzeichen mit der Glocke wechselten sie in das andere Tempo. Die zuschauenden Kinder konnten sehr deutlich die Unterschiede erkennen. Diese Übung wurde in den freien Raum ausgedehnt. Für Tom blieb es lange schwer, eine langsame Bewegung durchzuhalten. Gegen Ende von Phase II bewegte er sich in einer Übung extrem langsam, Schritt für Schritt ging er über die Bühne, so daß kaum zu sehen war, daß er sich fortbewegte. Nach dieser Erfahrung, auf die er selber kam, konnte er bei häufigem Erinnern eine langsame Bewegung durchhalten.

Das Ziehen von Tempokarten und Verbinden mit Körperteilen bereitete keine Schwierigkeiten.

Die Gestaltungen in dieser Phase mit den unterschiedlichen Objekten waren zunächst sehr offen. Die Kinder konnten bis zu 2 Objekte auswählen. Sehr beliebt waren die Tücher. Dazu kam das Einbeziehen von Vorstellungen. Beim Tanzen, 'tanze wie dein Objekt' wurde durch den Beginn 'wache auf als das Objekt, tanze und schlafe wieder' die Struktur von Anfang, Mitte und Ende unterstützt. Die Kinder hatten klare Anfänge und Enden in ihren Tanzstücken, was ohne diese Struktur oft nicht sichtbar war. Sie holten ihre Objekte, gingen auf die Bühne und fingen an zu tanzen, unabhängig davon, ob die Musik schon eingesetzt hatte. Auch hörten sie am Ende nicht auf. Dies traf vor allem auf Eva, Paul, Sven und Tom zu.

Das Wiederaufwachen als 'Du' verhinderte, daß die Kinder in ihrer Rolle blieben und sich nach ihrer Darbietung und Verlassen der Bühne noch als dieser Charakter verhielten.

Das Würfeln der Anzahl der Mittanzenden ermöglichte unterschiedliche Gruppengrößen ohne Diskussionen, ebenso das Ziehen der Karten mit

Namen der Kinder. Die gezogenen Kinder wurden akzeptiert, manchmal auch mit Äußerungen: "Ich wollte aber lieber mit dem." Die Entscheidung des Würfels galt. Sie stellte eine Möglichkeit dar. Ständig wurde gewechselt zwischen gewählten Partnern und durch den Zufall bestimmten. Es verhinderte, daß Kinder immer nur dieselben Partner wählten. Das Arbeiten mit Partnern war sehr gut. In Verbindung mit dem Würfel konnten sie sich selbst leiten. Nachdem die Aufgabe angegeben war, würfelten sie, nannten die Zahl, und das tanzende Kind reagierte entsprechend der Vereinbarung. Durch die Angabe der Würfeleinheiten war auch der Wechsel vorgegeben.

Das Lesen vorgegebener Begriffe stellte sich für einige Kinder recht schwierig dar. Sie brauchten zum Teil sehr lange, bis sie eine Karte entziffert hatten. Ihnen stand frei, sich eine Helferin oder einen Helfer zu wählen. Es wurde dann dazu übergegangen, die Begriffe zeichnerisch darzustellen. Die Kinder tanzten die Begriffe meist sehr treffend, so daß sie von den Zuschauenden leicht erraten wurden. Eva und Tom waren sehr knapp und undifferenziert.

Das Wählen von Orten und Positionen machte die Kinder mit den Räumlichkeiten auf der Bühne und den Möglichkeiten in ihrer Bewegung vertraut. Indem sie die Begriffe vorgaben, achteten sie auf ihre Ausführung. Da es für die Kinder oft zu schwer war, die Orte zu bestimmen, wurden sie auf der Bühne markiert. Dieselben Markierungen lagen den Kindern als Karten vor. Die Kinder zogen eine Lagekarte und fügten die Pose hinzu. Mit dieser Strukturierungshilfe konnten alle Kinder diese Aufgabe erfüllen.

Ebenso konnten Charaktere gewählt werden. Wichtig war, neben den auf Karten vorgegebenen Charakteren das Wählen eigener. Die Kinder wurden mit der Frage angeregt: "Wer oder Was möchtest du gerne sein?" Die Mädchen wählten meistens Tänzerinnen, Vögel, Schmetterlinge, Feen, Prinzessinnen, Königinnen, die Jungen starke Tiere wie Dinos, Adler, Tiger, Ninjias und andere Figuren aus Fernsehserien. Mit der Aufforderung, zu hören, was er erzählt, und es zu tanzen, konnten sie nichts verbinden.

Ein wesentliches Moment war am Ende dieser Phase das Geben von Feedback durch die zuschauenden Kinder. Nach dem Ende einer Darbietung setzten sich die Kinder auf die Bühne und fragten die Zuschauenden, die etwas zu dem Stück sagen wollten. Anregungen waren, was sie gesehen und was ihnen gefallen hatte.

Eva und Tom sagten häufig, daß ihnen alles gefallen habe. Auf die Frage, ob sie etwas sagen könnten, was ihnen am Besten gefallen habe, konnten sie keine Angaben machen. Die anderen Kinder machten z.T. sehr genaue Angaben wie: "Mir hat dein Krabbeln gefallen. Ich fand schön, wie du das Bein bewegt hast. Mir hat gefallen, wie du geflogen und gelandet bist etc."

Am Ende dieser Phase wurde der Discotanz zu einem bedeutsamen Element. Die Kinder nannten ihn 'Rap' und liebten ihn über alles. Begonnen damit hatte Klaus mit Anne und Uwe.

Im Laufe dieser Phase wurden die Gestaltungen im Tanz immer konzentrierter. Die Kinder begannen, die Übungen anzuwenden, und sie hatten mehr Möglichkeiten zum Experimentieren. Das Interesse an den Gestaltungen wurde größer, und die Balgereien traten in den Hintergrund.

Nach der ersten Phase verließen 3 Kinder, Anne, Lena und Mark, die Schule und wechselten zur Grundschule über. Anne hatte großen Einfluß auf die Gruppe. Vor allem die dominierenden Jungen Klaus, Mark und Paul waren sehr auf sie bezogen und orientierten sich an ihr.

In Phase I wurden die einzelnen Elemente und die Reaktion der Kinder darauf ausführlich beschrieben. In den weiteren Phasen wird mehr auf die Besonderheiten und die neuen Elemente eingegangen.

Phase II

Phase II begann mit Beginn des neuen Schuljahres. Die Gruppe bestand nun aus 9 Kindern. Klaus war sehr traurig über Annes Weggehen und über das seines Freundes Uwe. Er hatte wenig Lust, irgendetwas zu tun.

Eva fehlte, bis auf wenige Tage ausgenommen, während der gesamten zweiten Hälfte dieser Phase.

In den ersten beiden Wochen fand viel freies Bewegen statt, verbunden mit kleinen Aufgaben. In dieser Zeit wurden die Kinder mit der Arbeit wieder vertraut.

Alle Elemente der Sequenz waren ihnen noch verfügbar, unsicher waren die Kinder etwas in der Reihenfolge. Die ersten Wochen wurden mit Wiederholen und Korrekturen der Sequenz verbracht sowie im Aufnehmen einzelner neuer Elemente. Verstärkte Beachtung wurde den Bewegungen und der Koordination der Beine geschenkt, da mir aufgefallen war, daß viele Kinder große Schwierigkeiten hatten, die Beine beim Schwimmen zu koordinieren. Als Element wurde in die Sequenz aufgenommen: Schwimmen wie ein Frosch, Fahrrad fahren in der Luft.

Wie geplant, wurde die Sequenz als Element in den Wochenplan aufgenommen und war eine Aufgabe, die wie die anderen bis zum Ende der Woche erfüllt werden sollte. Den Zeitpunkt der Durchführung konnten die Kinder selbständig bestimmen. Alle Kinder wählten sie aus und machten die ganze Sequenz oder Elemente daraus. Von dem Vorhaben, sie einmal in der Woche für die ganze Gruppe anzuleiten, wurde abgewichen. Vor allem Klaus bekundete seine Unlust, und andere Kinder schlossen sich ihm an. Wenn sie sich dann doch darauf einließen, machten sie die Übungen sehr lustlos, so daß die Effektivität sehr gering war. Eric hatte Scheu, sich zu bewegen, da er infolge einer Hormonstörung sehr an Gewicht zugenommen hatte. In der Kleingruppe experimentierten die Kinder gerne mit den Übungen und entwickelten ihre eigenen Ideen dazu. In dieser Konstellation war es auch leichter, auf die einzelnen Kinder einzugehen. Klaus zeigte sich auch hier lustlos, nach einiger Zeit rückte er damit heraus, daß seine Mutter und Großmutter das Tanzen und Bewegen blöd fänden, er solle lernen und nicht tanzen, und das wolle er auch. Gespräche mit der Mutter blieben fruchtlos.

In der gemeinsamen Arbeit wurde mit Elementen der Sequenz experimentiert in der Weise, daß die Kinder ausprobierten, wie sie diese verändern konnten, z.B. wie sie rollen können, was alles an ihrem Körper rollen kann oder daß sie sich gegenseitig anleiteten und darauf achteten ob das übende Kind z.B. das Bein streckte und es darauf aufmerksam machten oder es ihm zeigten, wenn es dies nicht tat.

Dieses Experimentieren machte allen großen Spaß. Dazu kamen experimentelle Übungen im Stehen, wie schon in Phase I begonnen, Kreisen der Arme, Spielen mit Schritten vor, zurück, zur Seite, Bewegungen einzelner Körperteile, um nur einige zu nennen. Die Kinder wurden auf Möglichkeiten aufmerksam gemacht und anschließend ermuntert, selbst damit zu experimentieren. Immer wieder hatten Kinder Ideen, die mir selbst nicht eingefallen waren, z.B. Beine abwechselnd vorne und hinten kreuzen im Sprung. Diese Anregungen wurden aufgenommen, und die Kinder zeigten sie der ganzen Gruppe, die sie nachmachten. Dies führte dazu, daß Kinder immer öfter auch die Leitung der Gruppe übernahmen. Sie griffen dabei Elemente auf, die aus unserer gemeinsamen Arbeit kamen, und kombinierten sie mit ihren eigenen Ideen. Es entwickelte sich, daß mit mir im Wechsel immer Kinder die Leitung für kurze Bewegungseinheiten übernahmen. Als Leitende hatten sie Verantwortung für ihre Gruppe. Sie mußten solche Übungen auswählen, die alle sehen konnten und die den individuellen und räumlichen Möglichkeiten angepaßt waren. Klaus und Mark leiteten auch die Bewegungssequenz. Diese Arbeit wurde bis zum Ende so weitergeführt.

Es wurde dazu übergegangen, mit einzelnen Körperteilen in Kombinationen mit anderen zu experimentieren. Es waren kurze Einheiten von 5 bis 10 Minuten. Oft waren sie mit Vorstellungen verbunden wie das Fliegen eines Adlers mit großen Armen oder das Flattern eines kleinen Vogels mit kleinen Armen.

Das Leiten von kleinen Einheiten durch Kinder wurde auch auf den morgendlichen Gesprächskreis ausgedehnt. Ein Kind begrüßte und verband es, wenn es mochte, mit einem Wunsch für den Tag. Bisweilen leiteten sie auch Übungen zur Sprache im morgendlichen Kreis. Häufig wurde den Kindern ein Begriff gegeben, der den Laut enthielt, an dem sie übten, und sie bildeten einen Satz damit. Sie fragten nach dem Laut, überlegten sich ein Wort, und das angesprochene Kind bildete einen Satz damit. Das leitende Kind wurde immer von den anderen akzeptiert.

Nach einigen Improvisationen mit Raumwegen in Verbindung mit den Bewegungseigenschaften und Charakteren wurden die Kinder mit der Beleuchtung der Bühne vertraut gemacht.

Das Thema wurde eingeleitet durch ein Gespräch über die Bedeutung von Licht im allgemeinen und dann übergeleitet auf die besondere Bewandtnis von Licht im Bühnenraum. Der Einsatz von Bühnenlicht durch das Lichtpult war bereits bekannt. Neu für die Kinder war, mit dem Licht zu gestalten. Es wurde mit zwei Scheinwerfern begonnen. Die Kinder experimentierten damit, das Licht schwächer werden zu lassen, wenn sich der Darsteller entfernte und es stärker werden zu lassen, wenn er sich näherte. Sie gaben Aktionen viel Licht und wenig Licht.

In Verbindung mit der Bewegungssequenz konnten die Kinder Anfang und Ende leicht erkennen, da sie damit vertraut waren. Zwei Kinder führten sie versetzt aus und erhielten unterschiedliches Licht.

Einige Kinder waren ganz begeistert, mit dem Licht zu arbeiten, andere wollten lieber tanzen. Schon nach kurzer Zeit konnten sie das Pult bedienen. Für Eva und Tom war es schwer, das Licht mit dem Geschehen auf der Bühne zu verbinden. Häufig bewegten sie die Knöpfe, ohne auf die Tänze zu achten. Kevin fiel es etwas schwer, die Knöpfe mit beiden Händen zu bedienen. Mit Konzentration und Beziehung zur Bühne gestalteten Klaus, Mark und Paul das Licht. Einzeln oder zu zweit übernahmen sie in der Regel diese Aufgabe. Sie setzen um, womit experimentiert wurde, blendeten das Licht langsam an zu Beginn, achteten auf die Position der Tanzenden auf der Bühne und folgten den Tanzenden, indem sie das Licht schwächer und stärker werden ließen.

In Phase II wurden die Gestaltungen der Kinder sehr viel differenzierter. Sie begannen, über ihre Ideen zu reden und sie zu verbinden. In Phase I standen sie noch mehr nebeneinander. Einheiten, in denen sie die Leitung übernahmen, wurden häufiger.

In dieser Phase begann sich Mark für das 'Raptanzen' zu interessieren. Er und Klaus begannen die Struktur ihrer Stücke festzulegen und nahmen sich in den Pausen Zeit, um diese einzustudieren. Die anderen schauten fasziniert zu, konnten die Bewegungsabläufe oft jedoch noch nicht nachvollziehen. Auch in Phase III war das 'Raptanzen' wesentliches Element.

Phase III

In dieser Phase entwickelten die Kinder eigene kleine Tanzstücke, Iris über ihren Pinguin auf dem Pullover, der plötzlich zu reden anfing, Sven über ein Auto, das sich verwandeln konnte, Eric mit seinem Walkman als Motorradfahrer. Kevin wollte sich oft entziehen. Klaus und Mark liebten es, Rap zu tanzen, und luden ihn manchmal dazu ein. Hatte er begonnen, tanzte er oft noch weiter, auch wenn die beiden geendet hatten, sehr rhythmisch und voller Ideen. Auch Paul und Tom übten Rap. Anfangs schlossen sie sich Klaus nicht an. Wenn sie allein in der kleinen Gruppe waren, übten sie, was sie bei Klaus gesehen hatten, und erfanden darüber hinaus viele Variationen.

Klaus und Mark waren so fasziniert vom Rap, daß sie sich bisweilen auf nichts anderes mehr einlassen wollten. Wir sprachen darüber, daß es eine Chance sein kann, sich immer auch auf neue Dinge einzulassen und Neues kennenzulernen. Die Karten des Zufalls waren in solchen Situationen sehr hilfreich. Sie gaben die Struktur vor, die galt, ohne darüber zu diskutieren.

Neu in dieser Phase war das Tanzen von Geschichten. Nachdem die Geschichte vorgestellt war, bauten sich die Kinder aus den Materialien ihr Bühnenbild und setzten die Geschichte in einem Tanz um, die sie mit ihren eigenen Ideen bereicherten.

Ein Beispiel, von 3 verschiedenen Gruppen getanzt, kann die unterschiedlichen Interpretationen verdeutlichen.

Iris, Eric und Sven

Eric war der Gott, der den Schatz bewachte. Sven und Iris suchten ihn. Ein Stuhl bildete ein Hindernis und ein blaues Glitzerpapier stellte einen See dar. Die beiden gingen auf ihrem Weg und berieten, wie sie weitergehen sollten. Der See war eine Gefahr, ihn durften sie nicht betreten. Schließlich fanden sie den Schatz und seinen Wächter. Dieser gab den Schatz nur gegen das Geschenk der Zauberstäbe frei, die die beiden mit sich trugen. Sie überließen ihm die Stäbe. Der Wächter beschwor den Schatz und befreite ihn, indem er einen magischen Tanz mit dem Stock und seinen Händen ausführte. Die beiden nahmen den Schatz ganz ehrfürchtig entgegen, enthüllten ihn und fanden das wandelbare Auto. Sie bestaunten es. Der Wächter verwandelte sich in einen Vampir und besuchte die beiden im Wald. Er tanzte sehr mächtig und kraftvoll mit einem roten Tuch. Sie wurden Freunde und legten sich zusammen in den Wald zum Schlafen. Das war das Ende. Das Stücke war sehr intensiv und künstlerisch. Der Tanz von Eric hatte eine neue Qualität erhalten, er tanzte sehr ausdrucksstark.

Anne war Gast, Klaus, Kevin und Mark

Auch sie gestalten mit dem Stuhl einen Felsen und mit dem Papier einen See. Anne war der Schatz, Kevin bewachte sie, Klaus und Mark waren auf dem Weg. Sie kletterten über den Stuhl und fanden im See zwei Zauberstäbe, mit denen sie Anne befreien konnten. Kevin war ein gefährlicher Hund, manchmal setzte er eine Maske auf, dann zog er sie wieder ab.

Mark und Klaus tanzten sehr differenziert mit ihren Stäben. Sie verzauberten Kevin in einen zahmen Hund, der sie aus dem Wald hinausführte.

Eva, Paul und Tom

Sie entwickelten eine Geschichte über einen Hund und arbeiteten gut zusammen. Tom war der Hund, der wild bellend über die Bühne jagte, immer in der Nähe von Paul, der den Schatz suchte. Eva saß still neben dem Schatz und bewachte ihn. Schnell gelangte Paul zu dem Schatz, der ihm von Eva gleich gegeben wurde. Das war das Ende des Stückes. Sie benutzten ein Tuch, unter dem der Schatz verborgen war, und einen Stuhl als Stein. Für Tom war es eine Weiterentwicklung, mit den beiden zusammenzuarbeiten und seine Rolle beizubehalten.

Bei allen Stücken war die Arbeit mit den Bewegungseigenschaften deutlich zu sehen, ebenso wie das Placieren auf der Bühne und das überlegte Benutzen von Wegen.

Es ergab sich, daß die Einheiten aus dem Tanzen in andere Unterrichtsinhalte übergingen oder daraus hervorgingen. Aus den Improvisationen der Kinder wurden häufig Themen entnommen und die Begriffe im Fach Sprache erarbeitet. Mit einer Gruppe, die schon recht gut lesen konnte, wurde aus ihrem Stück 'Geister und Geisterjäger' die von den Kindern genannten Begriffe aus dem Kontext des Stückes an der Tafel erarbeitet, anschließend erlesen und von den Kindern anschließend selbständig gelesen. Angeregt durch diese Arbeit, suchten sie noch andere Wörter, die sie selbständig schrieben. Es wurden Geschichten und Gedichte getanzt. Im Sachunterricht wurden Themen in Tänzen umgesetzt wie in dem Projekt über die Planeten. Die Kinder tanzten ihre Bahnen um die Sonne. Kriterien waren die unterschiedlichen Geschwindigkeiten und Temperaturen. Diese kleinen Projekte wurden häufig in der Schülerversammlung gezeigt. Die Arbeit an den Lauten wurde oft mit Tänzen der betroffenen Laute verbunden. Die Kinder verbanden die Artikulation mit eigenen gefundenen Bewegungen oder vorgegebenen. Sie tanzten wie eine Schlange oder Biene in Verbindung mit dem Laut 'S', oder der Weg der Zunge wurde in einer Bewegung ausgedrückt. Mark ersetzte viele Laute durch 'G' und 'K', im Gehen von hinten nach vorne und gleichzeitigem Artikulieren, z.B. des 'T', sollte ihm die Bewegung nach vorne verdeutlicht werden.

In ihren Tänzen übten die Kinder viele Elemente, die wir vorher erarbeitet hatten. Sie benutzten unterschiedliche Schritte und waren bemüht, ihre Beingesten dem Rhythmus der Musik anzupassen. Sie trainierten die Koordination von Armen und Beinen und bezogen den gesamten Körper in die Bewegung ein. In der Gestaltung benutzten sie die Raumwege der Bühne, bezogen die unterschiedlichen Ebenen ein, tanzten am Boden, benutzten Stopps, legten Positionen fest und stimmten ihre Einsätze aufeinander ab. Paul und Tom versuchten in dieser Phase mitzumachen. Sie übten allein in den Pausen und wurden von Klaus und Mark in ihre Gruppe aufgenommen.

Alle Stücke wiesen eine klare Struktur auf. Beim 'Raptanzen' begannen die Kinder in einer festen Aufstellung. Sie standen in einer Reihe meist mit dem Rücken zu den Zuschauern. Die Außenstehenden begannen mit dem Einsetzen der Musik zu tanzen. Der Tänzer in der Mitte, meist Klaus, wählte den Zeitpunkt seines Einsatzes, drehte sich zu den Zuschauern um und begann. In diesem Augenblick blieben die anderen in einer Pose stehen. Es folgten Wechsel von Tanz und Posen mit Wechsel der Seiten, vor- und zurücktanzen. Durch Zeichen wurde das Ende vereinbart, das alle in einer Pose am Boden in Beziehung zueinander gestalteten. Spontan kam bisweilen Sven dazu, der die Bühne meist an der vorderen Linie mit unterschiedlichen Bewegungen und Gesten überquerte im Rhythmus der Musik und darauf bedacht, die anderen nicht zu stören. Die Kinder fanden immer neue Möglichkeiten, zusammen zu tanzen.

Paul hatte in einem Tanz mit Tom die Idee, als dieser am Boden eine Brücke machte, auf dem Rücken liegend im Rhythmus der Musik durchzurobben. Es waren eine Fülle von Möglichkeiten und Variationen, die die Kinder zeigten. Diese Tänze gestalteten sie vollkommen eigenständig.

Eric tanzte manchmal mit. Eva, Iris und Kevin schauten bei diesen Tänzen lieber zu. Ihre Vorliebe lag im Tanzen mit Tüchern und Verkörpern eines Charakters.

Bisweilen wurden der Raptanz oder andere Gestaltungen in der Schülerversammlung gezeigt oder bei einem gemeinsamen Frühstück mit den Eltern.

Das Vorhaben, kleine Gedichte zu schreiben und zu tanzen, konnten die Kinder zu diesem Zeitpunkt, außer Iris und Sven, noch nicht verwirklichen. Möglich war es, Geschichten zu erfinden und zu tanzen. Meistens erfanden die Kinder die Geschichte während des Tanzes und tanzten diese.

Ihre Kommentare dazu beschränkten sich auf kurze Aussagen. Ein wesentliches Element war das Feedback nach den einzelnen Darbietungen und das Planen und Sprechen über die Improvisationen und Gestaltungen.

Es wurden immer wieder Übungen aus den beiden Phasen aufgenommen und variiert, auf die hier nicht mehr weiter eingegangen wird. Ein wesentliches Element war das Tanzen von Charakteren.

Phase IV

Hauptthema in dieser Phase war das Planen und Gestalten einer Aufführung. Die Bewegungssequenz und das Experimentieren damit beschränkten sich auf kurze Einheiten nach dem Morgenkreis und in der Kleingruppe. Zum Planen und Üben der Stücke wurden 2-3 Unterrichtsstunden wöchentlich einbezogen. In den Kleingruppen wurde während dieser Zeit mit Raumwegen und Bewegungseigenschaften experimentiert.

In dieser Phase hatten die Kinder die Leitung des Projektes. Meine Aufgabe bestand darin, beratend zur Seite zu stehen und Impulse zu geben.

Alle Kinder wollten an dieser Aufführung beteiligt sein. Zunächst wurde über den äußeren Rahmen gesprochen. Fragestellungen waren, was ist alles zu tun und welche Aufgaben müssen verteilt werden.

Gemeinsam wurde erarbeitet, daß Kinder für die folgenden Aufgaben verantwortlich waren:

Iris	Regisseurin/Choreographin
Sven und Eric	Assistenten
Klaus, Paul und Tom	Bühnenbild
Mark	Licht
Eva und Kevin	Einladung der Gäste und Eintrittskarten

Erstaunlich war die Entscheidung für die Choreographin Iris. Sie meldete sich für diese Aufgabe und wurde von den sonst dominierenden Jungen akzeptiert.

Kevin war ganz begeistert, die Gäste einzuladen und Karten herzustellen. Er wollte auch, daß sie Eintritt bezahlen sollten, was von den anderen unterstützt wurde. Es wurde ein Betrag von 10 Pfennigen festgesetzt.

Anschließend wurde darüber gesprochen, wie das Stück heißen sollte. Vorschläge waren: Sommerland, blauer Himmel, schönes Licht, schönes Wetter. Sommerland wurde zum Titel gewählt und nicht mehr verändert.

Danach überlegten die Kinder, welche Charaktere in dem Stück vorkommen sollten. Genannt wurden: Tiere, Menschen, ein König, ein Tiger, ein Adler, ein alter Mann, ein Riese, eine Höhle, ein Berg, ein Wald und ein Haus.
Folgende Rollen wählten sie für sich aus:

Eva	Hase
Sven	Hase, den er später in Clown mit Regenschirm abwandelte
Kevin	Tiger, den er in König Tiger umwandelte
Klaus und Eric	Zauberer
Mark	Riese
Paul und Tom	Adler
Iris	Vogel

Nachdem die Rollen feststanden, wählten die Kinder die Farben ihrer Kostüme, die ich gestaltete.

Die Namen und Funktionen wurden in einem großen Buch von Iris aufgeschrieben und gemalt. In dieses Buch wurden Änderungen und Abläufe geschrieben. Es ergab sich, daß alle es benutzten. Iris bat oft um Hilfe, wenn sie etwas nicht malen konnte, und andere übernahmen die Aufgabe.

Die Kinder überlegten, wo sie auf der Bühne beginnen und wie sie sich bewegen wollten. Sie probierten es aus, und Iris malte es in das Buch. Sie gab genau an, was sie wollte, ein ganz neues Verhalten von ihr. Klaus widersprach ihr anfangs öfter und wollte ihr die Rolle streitig machen. Sie ließ sich nicht beirren, und nach Hinweisen von mir, daß die Choreographin im Zweifelsfall bestimme, gab er nach. Im Verlauf der Arbeit wurde sie mehr und mehr akzeptiert. War sie nicht da, übernahmen Sven und Eric ihre Funktion.

Mit der Planung wurde nach Karneval begonnen. Es wurden die Aufgaben vergeben, Bilder über die möglichen Charaktere gemalt und improvisiert. Mit den einzelnen Stücken wurde nach den Osterferien begonnen.

Bei den Proben arbeiteten die Kinder an ihren Stücken, die anderen schauten zu. Spontan gingen die Kinder auf die Bühne und improvisierten mit bei dem Stück von Eva als Hase oder Kevin als Tiger. Sie hatten die Idee, sich als Standbilder in andere Stücke zu integrieren und entsprechend der Inhalte sich zu verwandeln. Sven wurde zum Vogel bei dem Tanz von Iris. Mark tanzte mit einem imaginären Schirm mit bei Svens Schirmtanz.

Die darstellenden Kinder erhielten dadurch Ideen für ihre eigenen Stücke. Die zuschauenden Kinder gaben Kommentare wie: "Das ist gut, ich hab noch eine Idee" oder sie malten in das Buch. Klaus: "Ich bin Maler von Iris, ich auch (Mark)." Während der Arbeit wurde spontan von 3 Kindern ein tanzendes Kamel mit aufgenommen. Ein Kind hatte eine Decke über dem Kopf, ein anderes sagte, es sei ein Pferd. Ein zweites Kind kam mit unter die Decke und sagte: "Nein ein Zebra." Ein drittes Kind kam dazu mit den Worten: "Ich bin das Hinterteil, wir sind ein Kamel," und es war aufgenommen. Die beiden Zauberer tanzten zusammen.

Abschlußstück wurde der Raptanz. Klaus, Eric, Mark, Tom, Paul, waren Tänzer, Sven baute sich aus einem Tisch ein Keybord, und Kevin mimte einen Gitarristen.

Während der Arbeit malten die Kinder immer wieder Bilder über die Stücke und ihre Rollen, die anschließend als Bühnenbild verwendet wurden. Paul, Klaus und Tom halfen bei der Gestaltung. Während der Proben machte Mark das Licht für die einzelnen Stücke. Tanzte er, bestimmte er einen Vertreter. Klaus bediente häufig die Musik. Bei der Endaufführung wurden Licht und Musik von mir übernommen.

Eva und Kevin hatten die Idee, auf kleine Papierstücke Motive zu kleben und diese als Karten auszugeben. Alle halfen ihnen dabei, die Karten herzustellen. Vor der Aufführung standen sie schon sehr früh an der Tür, um wirklich jedem eine Karte geben zu können. Als Einladung gestalteten die Kinder ein Blatt mit ihren Charakteren und ihren Namen, das sie an die Kinder und Lehrer der anderen Klassen verteilten.

Eva machte bei allen Proben mit und erarbeitete ihr Stück. Bei der Aufführung ging sie nicht auf die Bühne. Eric war krank.

Bisweilen war es für mich nicht leicht, die Kinder gewähren zu lassen, ohne einzugreifen. Meist fanden sie ihre eigenen Lösungen.

Für die Kinder war es eine neue Erfahrung, längere Zeit an einem Stück zu arbeiten. Zu Beginn wollten sie öfter nicht das Gleiche schon wieder machen. Sie diskutierten über ihre Positionen und Mitwirkende und veränderten immer wieder. Konnten sie sich nicht einigen, traf Iris die Entscheidung. Es gab auch immer wieder Phasen, die von außen sehr chaotisch wirkten. Z.B. trat das Kind in der Mitte des Kamels seinem Vordermann auf den Fuß, oder der letzte schob zu fest, so daß das Kamel zusammenbrach und sich die Kinder am Boden kugelten, Zuschauende kamen dazu und mischten mit. Diese Zwischenfälle gehörten dazu. Es war ein Prozeß, in dem die Kinder lernten, auf einander zu achten, Entscheidungen zu akzeptieren und sich für eine gemeinsame Sache einzusetzen. Am Ende dieses Prozesses stand die Aufführung, die von allen Kindern der Schule besucht wurde und für die Kinder eine schöne Anerkennung war.

13. Ergebnisse

Um Auswirkungen durch Künstlerisches Tanzen ermitteln zu können, werden im folgenden einzelne Bereiche herausgegriffen. Diese sind auf dem Hintergrund der Persönlichkeit des Kindes zu sehen, die mit in die Interpretation der Ergebnisse einfließen wird.

13.1 Selbstsicheres Verhalten der Kinder beim Tanzen und im Unterricht

Zur Überprüfung selbstsicheren Verhaltens werden die Ergebnisse der Ratingskalen, die aus den Beobachtungsergebnissen während des Tanzens und dem Unterricht erstellt wurden, in folgenden Histogrammen dargestellt und interpretiert.

H1 Durch Künstlerisches Tanzen erhöht sich selbstsicheres Verhalten beim Tanzen.

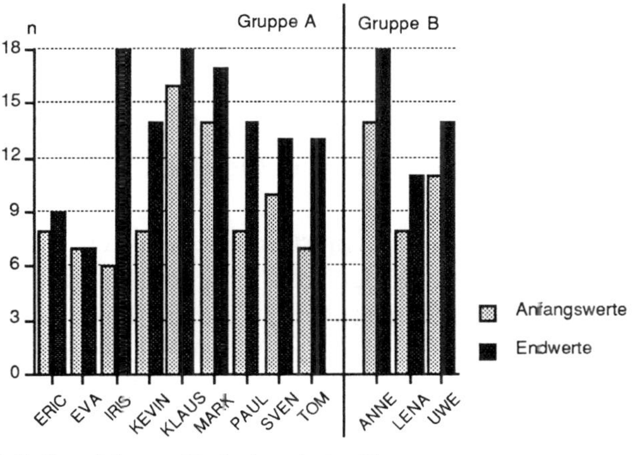

Abb. 18 Selbstsicheres Verhalten beim Tanzen

Bezogen auf ihr selbstsicheres Verhalten beim Tanzen, erhöhte sich bei 6 Kindern der Wert um mindestens 3 Punkte.

Die Hypothese, daß sich durch Künstlerisches Tanzen das selbstsichere Verhalten beim Tanzen erhöht, gilt als bestätigt, da sich, wie angenommen, die Werte bei 6 von 9 Kindern um 3 Punkte erhöhten.

H2 Durch Künstlerisches Tanzen erhöht sich selbstsicheres Verhalten im Unterricht.

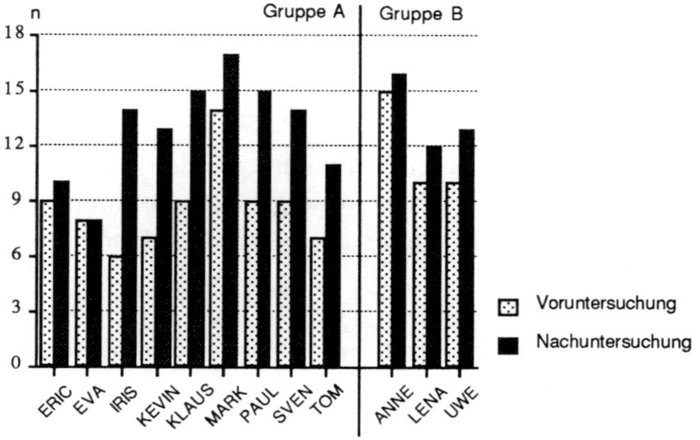

Abb. 19 Selbstsicheres Verhalten im Unterricht

Bezogen auf ihr selbstsicheres Verhalten im Unterricht, erhöhte sich bei 7 Kindern der Punktwert um mindestens 3 Punkte.

Die Hypothese, daß sich durch Künstlerisches Tanzen das selbstsichere Verhalten im Unterricht erhöht, gilt als bestätigt, da sich, wie angenommen, die Werte bei 6 von 9 Kindern um 3 Punkte erhöhten.

4 Kinder, Iris, Kevin, Klaus und Tom, zeigten sich im Tanzen selbstsicherer als im Unterricht, 3 Kinder, Eric, Paul und Sven im Unterricht, und bei Eva und Mark gab es keinen Unterschied.

Die Kinder, die sich selbstsicherer im Tanzen zeigten, sind in ihrer Sprache stärker beeinträchtigt, wie Klaus durch sein Stottern und Kevin und Tom durch ihre große Einschränkung, sich in ihrer Lautsprache auszudrücken, oder wie Iris, die sich beim Sprechen mehr zurückhält. Im Tanzen fanden sie Möglichkeiten, ihre Gedanken und Ideen auf anderem

Weg mitzuteilen. Dadurch vergrößerte sich ihre Selbstsicherheit, die sich auch im Unterricht bemerkbar machte. Auch bei den Kindern, die sich im Unterricht selbstsicherer zeigten, kann davon ausgegangen werden, daß dies auf ihre Erfahrungen und ihr Lernen im Tanzen zurückgeführt werden kann, obwohl es im Tanzen selbst nicht zum Ausdruck kommt. Bei Eric und Eva zeigten sich kaum Veränderungen. Eric litt sehr unter der Veränderung seines Körpers infolge seiner großen Gewichtszunahme und zog sich sehr zurück, da es nicht ausblieb, daß Kinder auch Bemerkungen darüber machten. Für Eva war es sehr schwer, infolge ihrer großen Fehlzeiten und ihrer schwierigen häuslichen Verhältnisse immer wieder in Kontakt zu den Kindern, zu mir und zu den Inhalten zu kommen.

13.2 Körperstruktur und Bewegungsverhalten

Zur Überprüfung des körperlichen Erscheinungsbildes werden die Werte der Ratingskalen, die sich aus den Beobachtungen während des Tanzens zusammensetzen, in Histogrammen dargestellt und interpretiert.

Die Beobachtungen bezogen sich auf die Koordinationsfähigkeit, die Flexibilität und das Vermögen, Körperteile isoliert zu bewegen.

H3 Durch Künstlerisches Tanzen verbessert sich die Koordinationsfähigkeit des Körpers.

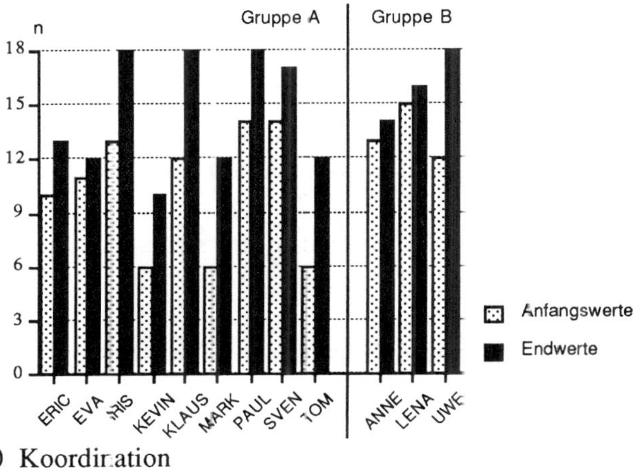

Abb. 20 Koordination

Die Verteilung zeigt, daß sich die Fähigkeit, koordiniert zu bewegen, bei allen Kindern erhöht hat. 6 von 9 Kindern erreichten Werte, die um mindestens 3 Punkte höher sind.

Die Hypothese, daß sich durch Künstlerisches Tanzen die Koordinationsfähigkeit verbessert, gilt als bestätigt, da sich, wie angenommen, die Werte bei 6 von 9 Kindern um 3 Punkte erhöhten.

H4 Durch Künstlerisches Tanzen verbessert sich die Flexibilität des Körpers, das heißt die Beweglichkeit der Körperteile in sich als auch die Fähigkeit, in den Gelenken zu beugen und zu strecken.

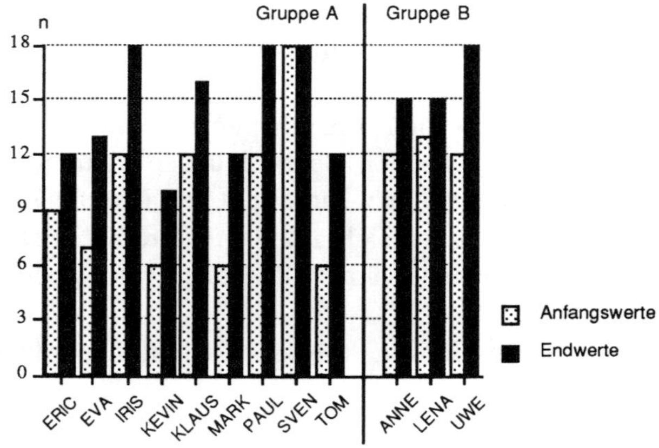

Abb. 21 Flexibilität

Die Verteilung zeigt, daß die Flexibilität bei allen Kindern zugenommen hat. 8 von 9 Kinder erreichten Werte, die um mindestens 3 Punkte höher sind.

Sven erreichte schon bei der Erhebung der Anfangswerte die maximale Punktzahl.

Die Hypothese, daß sich durch Künstlerisches Tanzen die Flexibilität verbessert, gilt als bestätigt, da sich, wie angenommen, die Werte bei 6 von 9 Kindern um 3 Punkte erhöhten.

H5 Durch Künstlerisches Tanzen verbessert sich die Fähigkeit, Körperteile isoliert zu bewegen, das heißt ohne Mitbewegen benachbarter Körperglieder.

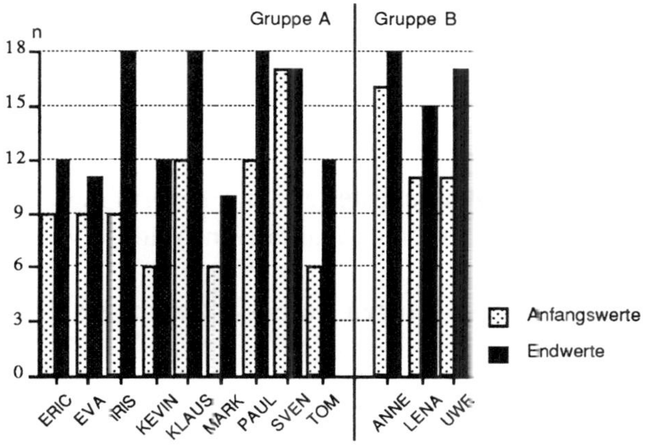

Abb. 22 Isolation

Die Fähigkeit, Körperteile isoliert zu bewegen, hat sich bei 7 von 9 Kindern erhöht. Sie erreichten Werte, die um mindestens 3 Punkte höher sind.

Die Hypothese, daß sich durch Künstlerisches Tanzen die Fähigkeit, Körperteile isoliert zu bewegen verbessert, gilt als bestätigt, da sich, wie angenommen, die Werte bei 6 von 9 Kindern um 3 Punkte erhöhten.

13.3 Sprache

Die Auswirkung der Förderung wird im folgenden an den Bereichen Artikulation, Wortschatz und der grammatischen Sprachkompetenz überprüft.

Von den Kindern, die zur Grundschule überwechselten, fehlt das Erzählen der Geschichten bei der Erhebung der Endwerte. Die Kinder haben die Geschichten erzählt, und diese wurden auch aufgenommen. Die betreffenden Kassetten konnten jedoch nicht wieder gefunden werden. Vermutlich wurden sie überspielt. Die Anfangswerte dieser Kinder werden als Vergleichswerte mit angeführt.

Von einen Kind (Iris) fehlen die Endwerte einer erzählten Geschichte. Es war sehr stolz, die Geschichte lesen zu können. Bei ihm werden die Anfangswerte mit einbezogen, obwohl die Endwerte vermutlich etwas höher liegen.

Artikulation

Die Auswertung des Lautbildungstestes zur Überprüfung der Artikulation wird unter einer quantitativen und qualitativen Analyse vorgenommen.

H6 Durch Künstlerisches Tanzen verbessert sich die Artikulation der Kinder.

Quantitative Analyse

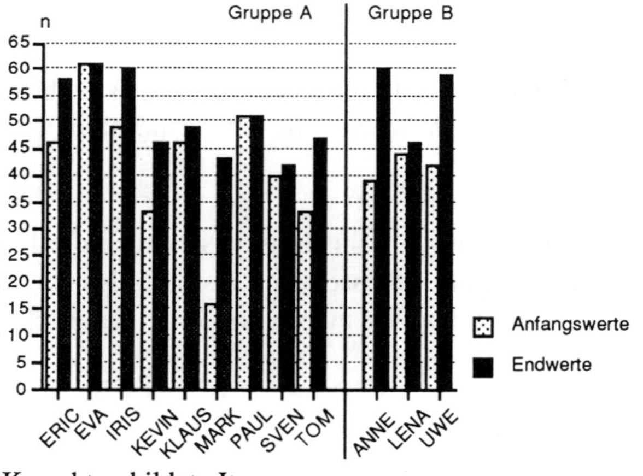

Abb. 23 Korrekt gebildete Items

Außer bei Eva, Klaus, Paul, Sven ist bei den Kindern ein Zuwachs von mindestens 8 Lauten zu verzeichnen. Eva sprach schon bei der Datenerhebung alle Laute korrekt aus.

Qualitative Analyse

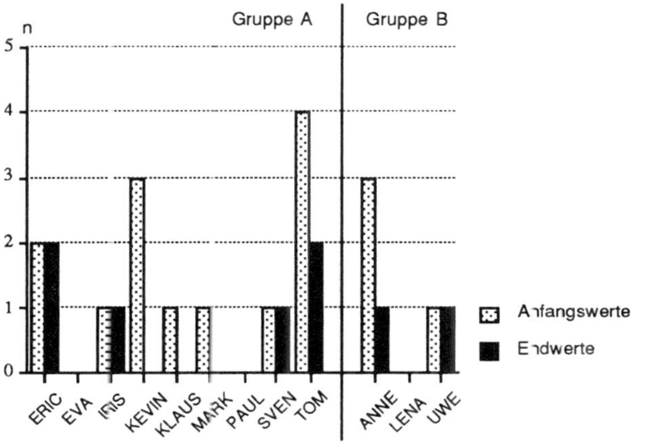

Abb. 24 Lautauslassungen

Die Lautauslassungen verringerten sich insgesamt von 13 auf 6, das heißt um die Hälfte. Bei den verbleibenden handelte es sich um die Endlaute 'l', 'n' und 't'.

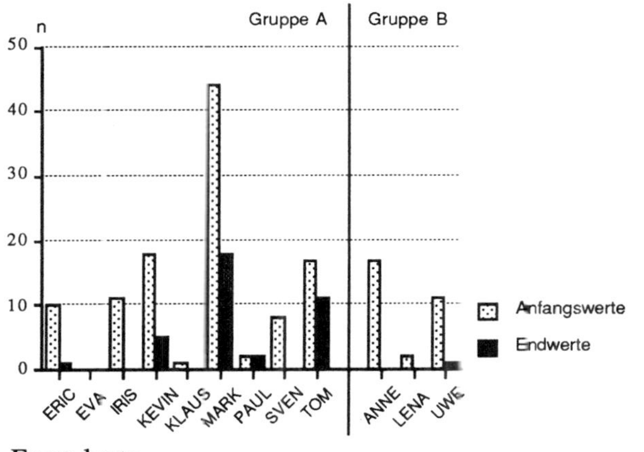

Abb. 25 Ersatzlaute

Die Ersatzlaute verringerten sich insgesamt von 111 auf 37, das heißt um 2/3.

Mark, der bei der Datenerhebung 44 Laute ersetzte, hatte den größten Zuwachs mit 26 korrekt gebildeten Items.

Bei den Kindern, die zur Grundschule gingen, Gruppe B, sind die Ersatzlaute ganz verschwunden. Uwe ersetzte viele S-Laute durch 'F'. Diese Fehlbildung verschwand gänzlich.

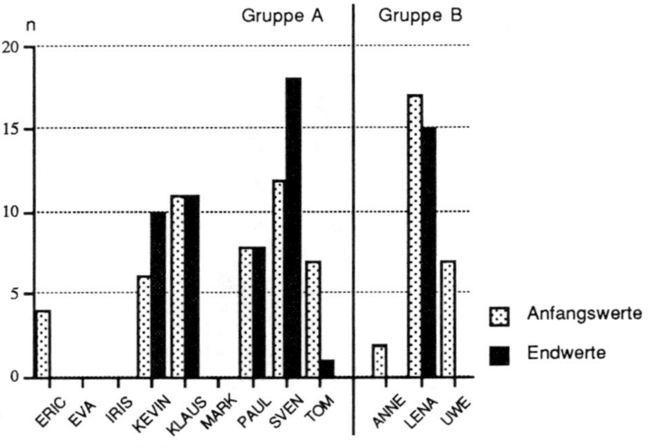

Abb. 26 Lautabweichungen

Bei den Lautabweichungen veränderte sich im Gesamtergebnis nichts. Bei der Datenerhebung wurden wie bei der Erhebung der Endwerte 48 Laute abweichend gebildet. Veränderungen sind bei einzelnen Kindern zu verzeichnen. Laute, die bei der Datenerhebung abweichend gebildet wurden, sind nun in der Regel korrekt. Ihre Anzahl hat sich dadurch erhöht, daß weniger Laute ersetzt, diese aber noch abweichend gebildet werden wie bei Kevin und Sven, was ein Hinweis auf eine weniger beeinträchtigte Sprache ist. Bei den konstant gebliebenen Abweichungen bei Klaus und Paul handelt es sich um Sigmatismen, ebenso bei Lena. Auch bei Kevin und Sven sind die Sigmatismen konstant geblieben.

Bei allen Kindern haben die korrekt ausgesprochenen Laute um mindestens 8 zugenommen, ausgenommen der Sigmatismen. Bekräftigt wird dieses Ergebnis durch die Analyse der Laute, die belegt, daß es eine Verschiebung von den Ersatzlauten zu den Lautabweichungen gegeben hat, was sich in einer weniger beeinträchtigten Aussprache der Laute ausdrückt. Auch bei den Kindern, die nur in der ersten Phase der Förderung teilgenommen haben, zeigen sich deutliche Verbesserungen, vor allem bei Anne und Uwe.

Die Hypothese, daß sich durch Künstlerisches Tanzen die Artikulation verbessert, gilt als bestätigt, da, wie angenommen, die Kindern zwischen 8 und 12 weitere Laute korrekt aussprechen können.

Wortschatz

H7 Durch Künstlerisches Tanzen erweitert sich der Wortschatz der Kinder.

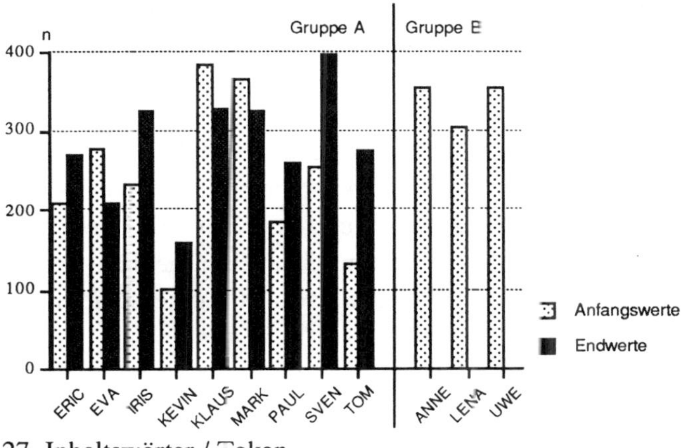

Abb. 27 Inhaltswörter / Token

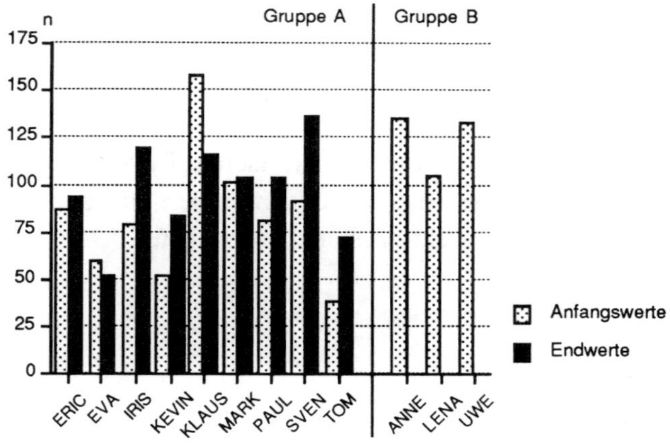

Abb. 28 Inhaltswörter / Typen

Die Verteilung zeigt, daß bei 6 Kindern eine Zunahme der Token zu verzeichnen ist und bei 3 Kindern, Eva, Klaus und Mark, sich die Anzahl der Token verringert hat.

Das Abnehmen der Token der Inhaltswörter bei Eva ist vermutlich auf andere Zusammenhänge zurückzuführen als bei Klaus und Mark.

Evas Wiedergabe der Geschichten entsprach ihrem Verhalten allgemein und spiegelte sich auch in diesem Bereich wider. Sie beschrieb mehr den Inhalt auf den Bildern, als die Geschichten zusammenhängend zu erzählen. Die Ursachen ihrer Entwicklung können auf unterschiedliche Faktoren zurückgeführt werden.

Durch ihre häufige und langandauernde Abwesenheit wurde es sehr schwer, eine kontinuierliche Beziehung aufzubauen, so daß die Arbeit für sie fragmentarisch bleiben mußte und keinen Prozeß darstellen konnte. Mit dazu bei trug ihr soziales Umfeld, das nicht sehr sprachanregend war und sie in ihrer Entwicklung in dieser Hinsicht wenig unterstützen konnte. Auch für mich persönlich war es sehr schwer, sie im gemeinsamen Unterricht immer wieder zu integrieren. Für sie wäre eine Einzelförderung wichtig gewesen, die nicht möglich war.

Die Abnahme bei Klaus und Mark entsprach nicht ihrem sonstigen Verhalten. Sie waren beide in der Lage, sich sehr differenziert und wortgewandt auszudrücken. Bei ihren Erzählungen ist zu vermerken, daß sie sehr viel sachlicher wurden und sich mehr auf das Wesentliche konzentrierten. Während Klaus bei der Erhebung der Anfangswerte die Geschichten mit Worten ausschmückte, wie 'Franz von Hahn hatte sich verliebt in die anderen Enten' oder 'Sie fügten alle Enten weg, dabei fand der Franz von Hahn das janich jut', gab er jetzt den Inhalt sachlich wieder. Oder Mark sagte bei der Datenerhebung 9x 'aber satt war sie immer noch nich' (59 Token), wie es in der Geschichte vorgegeben war. Bei der Erhebung der Endwerte sagte er lediglich am Ende: 'Dann war sie satt'.

Von beiden kann gesagt werden, daß sie zwar weniger Wörter gebrauchten, ihre Sprache jedoch einen reiferen Eindruck machte, wie es sich auch in ihrem sonstigen Verhalten zeigte. Es kann vermutet werden, daß die Geschichten nicht mehr ihrem Interesse und Entwicklungsstand entsprachen.

Im Vergleich zu den Kindern, die zur Grundschule gingen, ist zu vermerken, daß deren Anfangswerte etwa den Endwerten der anderen Kinder entsprachen oder sogar noch darüber lagen.

Die Hypothese, daß sich durch Künstlerisches Tanzen der Wortschatz erweitert, wird verworfen, da er sich nur bei 4 Kindern erweiterte und nicht, wie angenommen, bei 6 von 9 Kindern.

Bemerkenswert ist dennoch, daß sich bei den Kindern, ausgenommen Klaus und Mark, die sich im Tanzen sehr engagierten, ihr Wortschatz immerhin zwischen 39 und 56% erweiterte.

Grammatische Kompetenz

H8 Durch Künstlerisches Tanzen verbessert sich die grammatische Kompetenz der Kinder.

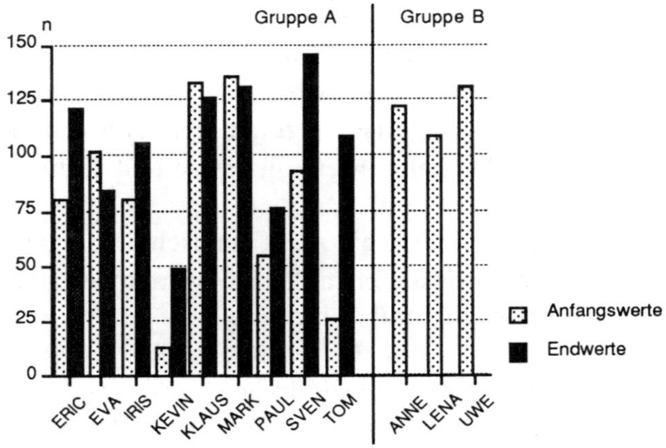

Abb. 29 Funktionswörter / Token

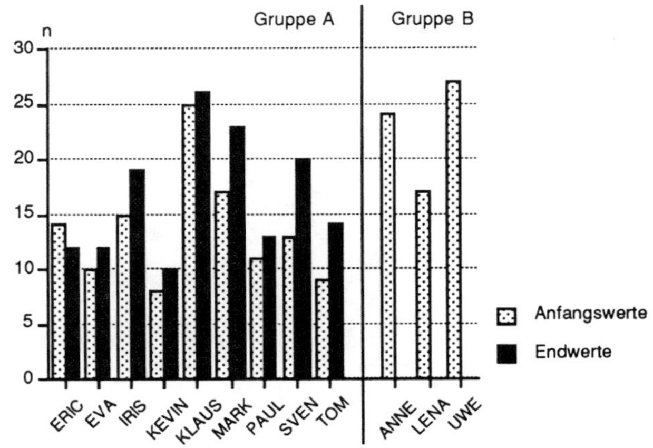

Abb. 30 Funktionswörter / Typen

Außer bei Eva, Klaus und Mark erhöhte sich die Anzahl der Funktionswörter. Obwohl sich bei ihnen die Token verringerten, nahmen die Typen leicht zu.

Beachtenswert sind die Zunahmen von Kevin und Tom. Wie schon vermutet, verbesserte sich ihre grammatische Kompetenz erheblich. Beide gebrauchten viermal soviele Funktionswörter als bei der Erhebung der Anfangswerte.

Die Zunahme der Funktionswörter bezog sich bei allen Kindern vor allem auf die Artikel, zwischen 10 und 22, und die Konjunktionen, zwischen 4 und 32. In erster Linie nahm die koordinierende Konjunktion 'und' zu. Subordinierende Konjunktionen wurden noch wenig benutzt. Vor allem Iris, Klaus, Mark und Sven verwendeten aber auch diese.

Clahsen weist darauf hin, daß die Festlegung auf koordinierende Konjunktionen ein recht stabiles Merkmal des Dysgrammatismus zu sein scheint. Unsicherheiten bei den subordinierenden Konjunktionen zeigten sich auch bei den Fragen im Dysgrammatikerbogen, die kausale und konditionale Konjunktionen abfragten.

Bei Kevin und Tom nahm die Anzahl der Artikel zu, damit verringerten sich die Auslassungen um 2/3 bzw. 3/4. Tom ließ die Artikel überwiegend nach Präpositionen aus. Ihre Aussagen wurden komplexer, was sich an der größeren Anzahl der von ihnen verwendeten koordinierenden Konjunktion 'und' zeigte: Kevin 13 und Tom 28.

Eine Verbesserung der grammatischen Fähigkeiten drückt sich auch in einer leichten Angleichung des Verhältnisses von Inhalts-und Funktionswörtern an 1:1 aus. Eine deutliche Annäherung ist bei Kevin von 6,8:1 zu 2,3:1 und bei Tom von 4:1 zu 1,5 : 1 zu verzeichnen.

Bezogen auf die grammatische Kompetenz ist eine deutlichen Zunahme der Artikel und Konjunktionen zu verzeichnen. Hinsichtlich der verwendeten Konjunktionen herrschen die koordinierenden vor.

Analyse der grammatischen Kompetenz

Die Funktionswörter werden im folgenden im Hinblick auf ihre korrekte Bildung analysiert. Auf die Inhaltswörter wird nicht näher eingegangen. Die Fehlbildungen, die sich vor allem auf Verben bezogen, verringerten sich. 98% der verwendeten Verben wurden korrekt gebildet, das sind 8% mehr im Vergleich zur Datenerhebung.

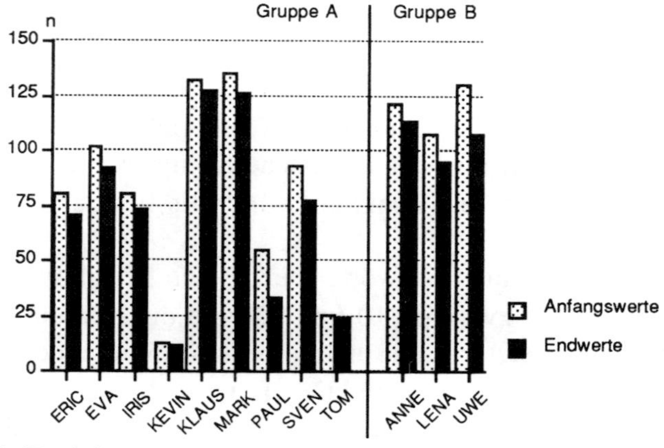

Abb. 31 Funktionswörter / gesamt und korrekt

Die Fehlbildungen, die vor allem bei den Artikeln aufgetreten waren, verringerten sich von insgesamt 67 auf 45, das heißt um 22. Davon entfielen 18 auf den Genus und 4 auf den Kasus. Fehlbildungen, die den Kasus betrafen, bezogen sich wie bei der Datenerhebung vor allem auf die Artikel nach Präpositionen. In diesem Bereich ist keine Verbesserung festzustellen.

Hinsichtlich der Kongruenz ist eine leichte Abnahme der Fehlbildungen festzustellen. Sie verringerten sich von 55 auf 44, etwa um 1/4. Bei Kevin sind noch kaum Kongruenzbeziehungen zu vermerken, Verben gebraucht er in der Regel noch in der Finalstellung mit der Endung 'e'. Clahsen weist auf den engen Zusammenhang zwischen der Kongruenz und der Stellung der Verben hin. Erst wenn das Kongruenzsystem erworben ist, wird sich die Verbstellung verändern (vgl. Clahsen 1988, 236).

Bei der Kasusmarkierung ist eine deutliche Zunahme zu verzeichnen. Aussagen im Akkusativkontext verdoppelten sich. Im Dativkontext blieben sie nahezu konstant. Korrekte Formen im Akkusativ und Dativ verdreifachten sich. Die Übergeneralisierung des Nominativ auf Akkusativ- und Dativkontexte blieb nahezu konstant und nicht zuzuordnende Formen verringerten sich um 1/3. Die Ergebnisse stimmen mit denen des Dysgrammatiker-Prüfbogens überein.

Zusammenfassend kann gesagt werden, daß alle Kinder kompetenter wurden, sich in ihrer Sprache auszudrücken. Ihr sprachliches System balancierte sich weiter in Richtung unauffälliger Sprache aus.

Die Sprache von Kevin und Tom, die noch signifikante Auffälligkeiten im Sinne eines Dysgrammatismus aufwies, veränderte sich dahingehend, daß Toms Sprache noch Auffälligkeiten aufweist, sie jedoch auf dem Wege ist, sich auszubalancieren. Seine Unsicherheiten beziehen sich in erster Linie auf die Artikel in Genus und Kasus. Vor allem nach Präpositionen läßt er die Artikel noch aus. Seine Wiedergaben der Geschichten erhielten mehr die Qualität von Erzählungen als das Beschreiben von Bildern. Es fällt ihm insgesamt leichter, Bedeutungen zu erkennen, was sich auch in seinem Verhalten bei Regelspielen zeigt. Beim UNO-Spiel interpretiert er die Karten jetzt entsprechend ihrer Aussage, hält sich an die Reihenfolge und ist sehr interessiert, immer wieder Partner zu finden, mit denen er auch mehrere Spiele hintereinander spielt.

Die Sprache von Kevin ist noch als dysgrammatisch zu bezeichnen. Seine Entwicklung zeigt sich in komplexeren Sätzen, und die Verben gebraucht er nicht mehr ausschließlich in der Finalstellung. Kongruenzbeziehungen stellt er noch kaum her. Nach Clahsen entspricht sein Entwicklungsstand etwa Phase III im Vergleich zur normalen Sprachentwicklung.

Zusammenfassend kann festgestellt werden, daß sich bei 4 Kindern die Anzahl der Funktionswörter um die angenommenen 20% erhöhte. 2 Kinder, Kevin und Tom fielen aus der Gruppe heraus, da die von ihnen erreichten Werte weit unter 100 lagen und nicht in Prozentwerten ausgedrückt werden konnten. Bei 3 Kindern verringerte sich die Anzahl der Funktionswörter, was in Zusammenhang mit der insgesamt geringeren Anzahl von Wörtern zu sehen ist, die die Kinder im Vergleich zur Datenerhebung gebraucht haben.

Die qualitative Analyse der grammatischen Kompetenz ergab lediglich hinsichtlich der Kasusmarkierung bei Aussagen im Akkusativkontext deutliche Veränderungen. Bei der Kongruenz und Übergenaralisierung des Nominativ auf Akkusativ- und Dativkontexte waren die Veränderungen nur geringfügig.

Die Hypothese, daß sich durch Künstlerisches Tanzen die grammatische Kompetenz verbessert, wird verworfen, da sich die Anzahl der Funktionswörter, nicht wie angenommen, um mindestens 20%, bei 6 von 9 Kindern, erhöhte.

Die vorangehenden Ausführungen belegen dennoch, daß eine deutliche Entwicklung der Kinder stattgefunden hat. Außer bei Eva, Klaus und Mark, bei denen die geringere Anzahl der verwendeten Funktionswörter im Kontext der von ihnen erzählten Geschichten zu sehen ist, auf die schon eingegangen wurde, erhöhte sich die Anzahl der Funktionswörter um die angenommenen 20%. Auch bei Kevin und Tom ist, wie dargelegt, eine deutliche Zunahme zu verzeichnen, so daß vermutet werden kann, daß sich die grammatische Kompetenz der Kinder durch Künstlerisches Tanzen vergrößern kann.

Beim Auszählen der Stottersymptome bei Klaus ist ein deutliches Abnehmen der Stottersymptomatik beim Erzählen der Geschichten sowie in normalen Sprechsituationen zu verzeichnen. Sie tritt immer noch verstärkt auf, wenn er über etwas spricht, was ihn ärgert oder ängstigt oder wenn er voller Begeisterung etwas schnell zum Ausdruck bringen möchte. Er ist ein begeisterter Tänzer, der jede Möglichkeit nutzte, und lange mit großer Intensität tanzen konnte wie beim Raptanzen oder Erlebnisse im Tanzen darstellte wie das Sterben seiner Katze, die er sehr liebte.

Im Tanzen konnte er Gefühle und Befindlichkeiten ausdrücken, für die er in seiner Sprache keine Worte hatte. Das Abnehmen seiner Stottersymptome sehe sich in engem Zusammenhang mit der Förderung durch Künstlerisches Tanzen.

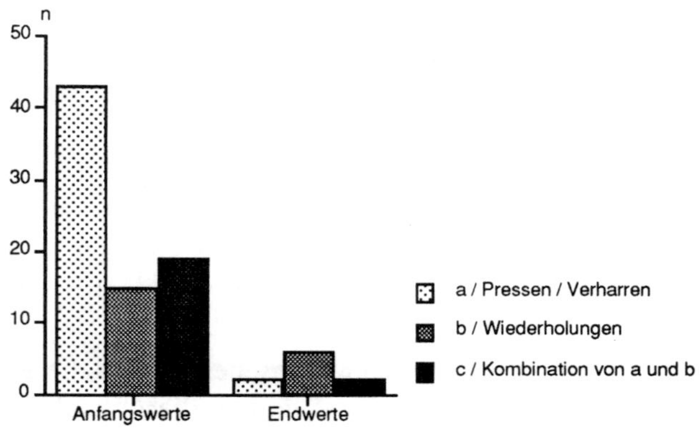

Abb. 32 Stottersymptome

Zusammenfassend kann festgestellt werden, daß die Hypothesen, die sich auf das selbstsichere Verhalten beim Tanzen und im Unterricht, die Koordination, Flexibilität und die Fähigkeit, Körperteile isoliert zu bewegen sowie auf die Artikulation beziehen, bestätigt wurden.

Die Hypothesen, die den Wortschatz und die grammatische Kompetenz betreffen, wurden verworfen.

14. Diskussion der Ergebnisse

Im folgenden werden die Hypothesen einzeln aufgeführt und hinsichtlich ihrer Ergebnisse diskutiert.

H1 Durch Künstlerisches Tanzen erhöht sich selbstsicheres Verhalten beim Tanzen.

H2 Durch Künstlerisches Tanzen erhöht sich selbstsicheres Verhalten im Unterricht.

Beide Hypothesen wurden bestätigt.

Im Künstlerischen Tanzen wird das Kind in seinem Vermögen angesprochen, entsprechend seinen Vorstellungen und Fähigkeiten zu experimentieren und sich in seinem Tanz auszudrücken. Es werden keine Anforderungen gestellt, die erfüllt werden müssen und Angst verursachen könnten, sondern Anregungen gegeben, die das Kind aufnehmen kann. Durch die Angebote wird es immer wieder angeregt, sich in neuen Situationen zu erfahren und sich mit Aufgaben auseinanderzusetzen. Erfahrungen im Raum tragen dazu bei, daß es sich leichter und sicherer orientieren kann, im Experimentieren mit unterschiedlichen Bewegungseigenschaften erweitert es sein Repertoire, sich zu verhalten, und im Auseinandersetzen mit Themen oder mit anderen Kindern ist es aufgefordert, selbsttätig zu handeln. In spielerischer Art und Weise lernt es, Entscheidungen zu treffen, sich mit Problemen auseinanderzusetzten und eigene Lösungsmöglichkeiten zu finden. Diese können nie falsch sein, da sie dem momentanen Vermögen des Kindes entsprechen. Es setzt den Maßstab selbst und wird nicht von außen bewertet.

Wesentliche Bedeutung kommt dem Kontakt mit anderen Kindern zu. Ständig ist es herausgefordert, mit ihnen Kontakt aufzunehmen und sich verständlich zu machen. Beim gemeinsamen Planen kann es lernen, sich einzubringen und die anderen anzuerkennen. In jeder kleinen Darbietung kann es erfahren, daß es fähig ist, etwas zu schaffen und dafür Anerkennung zu finden.

Dieses Erleben trägt dazu bei, daß es sicherer in sich als Person werden kann. Tanzen selbst beinhaltet, etwas von sich zu zeigen, aus der Zurückhaltung herauszutreten und sich darzustellen. All diese Erfahrungen wirken sich auf das Selbstvertrauen des Kindes aus und machen sich bemerkbar in seiner Selbstsicherheit.

Künstlerisches Tanzen kann darüber hinaus einen wesentlichen Beitrag leisten, Konzepte der Humanistischen Psychologie und Humanistischen Pädagogik, wie die der Selbstaktualisierung, die sich in selbstsicherem Verhalten ausdrücken können, zu realisieren.

Für die schulische Praxis bedeutet dies, daß durch Künstlerisches Tanzen eine Möglichkeit eröffnet wird, durch das Tanzen zum selbstsicheren Verhalten beizutragen, das sich auch, wie nachgewiesen, im Unterricht ausdrückt. Es stellt eine Ergänzung zu den traditionellen schulischen Lerninhalten dar.

H3 Durch Künstlerisches Tanzen verbessert sich die Koordinationsfähigkeit des Körpers.

H4 Durch Künstlerisches Tanzen verbessert sich die Flexibilität des Körpers, das heißt die Beweglichkeit der Körperteile in sich als auch die Fähigkeit, in den Gelenken zu beugen und zu strecken.

H5 Durch Künstlerisches Tanzen verbessert sich die Fähigkeit, Körperteile isoliert zu bewegen, das heißt ohne Mitbewegen benachbarter Körperglieder.

Die Hypothesen wurden bestätigt.

Die Verbesserung der Fähigkeit, koordiniert, flexibel und isoliert zu bewegen, ist auf das intensive Auseinandersetzen mit den Bewegungsmöglichkeiten des Körpers in den täglichen Übungen sowie auf das aktive Einbeziehen der Kinder zurückzuführen. Indem sie auf ihre Bewegungen aufmerksam werden oder eigene Variationsmöglichkeiten finden, werden ihnen die Bewegungen bewußt, und sie können diese selbständig beobachten und kontrollieren. Wesentlich ist nicht nur das Bewegen an sich, sondern das Ansprechen des Kindes durch die Einbettung der Übungen in anschauliche Bilder. Dadurch wird die Aufmerksamkeit für den zu bewegenden Körperteil auf das 'Wie' des Bewegens gerichtet, so daß die Bewegung nicht nur ausgeführt, sondern erfahren werden kann und sich von daher leichter in das Bewegungsverhalten integriert. Ein weiteres bedeutsames Element ist in dem Umsetzen der gelernten Möglichkeiten in den Improvisationen und Gestaltungen zu sehen. Eingebunden in den Kontext des Tanzens, stehen sie nicht als isolierte Bewegungsübungen, sondern sind für die Kinder mit einem Sinn verbunden, dessen Wirkungen sie unmittelbar im Tanzen erfahren, indem sie mehr Möglichkeiten haben, tänzerisch zu gestalten. Auf spielerische Weise integrieren sie die Übungen in ihr Bewegungsverhalten. Beim Finden und Experimentieren der eigenen Möglichkeiten wird die Kreativität der Kinder angesprochen, die wesentlich für alles Lernen ist.

Das tägliche Einbeziehen von Bewegungsübungen stellt eine Bereicherung für den schulischen Alltag dar. Es trägt mit dazu bei, das Kind auch in seiner Körperlichkeit anzusprechen, der außer in den Sportstunden wenig Beachtung geschenkt wird. Wesentlich ist, nicht nur die Funktionstüchtigkeit zu erhöhen, sondern den Menschen in seiner Beweglichkeit anzusprechen. Über das Vorbeugen von Haltungsschäden hinaus stellen in dem oben angeführten Sinne verstandene Bewegungsübungen in erster Linie eine Bereicherung des Bewegungsrepertoires des Kindes dar, die zu einem sicheren Gefühl für den eigenen Körper beitragen. Dieses trägt zur Selbstsicherheit bei, die sich wiederum auf das körperliche Erscheinungsbild auswirkt.

Es kann davon ausgegangen werden, daß durch Künstlerisches Tanzen die Koordinationsfähigkeit, die Flexibilität sowie die Fähigkeit, isoliert zu bewegen, verbessert werden können.

H6 Durch Künstlerisches Tanzen verbessert sich die Artikulation der Kinder.

Die Hypothese wurde bestätigt.

Die Verbesserung der Aussprache der Laute ist eingebettet in die Gesamtentwicklung der Kinder zu sehen. Die Aufmerksamkeit für Bewegungsabläufe erleichtert ihnen die Konzentration auf den motorischen Aspekt bei der Bildung des Lautes. Von Bedeutung ist auch ihre größere Selbstsicherheit, mit der ein größeres Bewußtsein und Interesse, sich für andere verständlich auszudrücken, einhergehen. Das Bemühen und die eigene Motivation erhöhen sich, was sich in einer verbesserten Aussprache zeigt.

So kann Künstlerisches Tanzen dazu beitragen, daß sich aufgrund einer Wachheit und einer gestärkten Selbstsicherheit die Aussprache der Laute verbessert.

H7 Durch Künstlerisches Tanzen erweitert sich der Wortschatz der Kinder.

H8 Durch Künstlerisches Tanzen verbessert sich die grammatische Kompetenz der Kinder.

Beide Hypothesen wurden verworfen.

Sie werden zusammen diskutiert, da die Expansion des lexikalischen Wissens mit dem Fortschritt beim Erwerb der Grammatik in Beziehung steht.

Mehrere Faktoren können herangezogen werden, die dazu beigetragen haben, daß die Kinder in diesen beiden Bereichen nicht die angenommenen Fortschritte gemacht haben.

Für die Annahme, daß sich auf Grund der allgemeinen Entwicklung und einer größeren Selbstsicherheit, sich die Bewußtheit für Sprache und deren Regelhaftigkeit verbessern, schien der gesetzte zeitliche Rahmen für die in ihrer Sprache beeinträchtigten Kinder zu kurz gewesen zu sein.

Im Gegensatz zur Artikulation, die mit motorischen Elementen verbunden ist, spielen sich die Erweiterung des Wortschatzes und der grammatischen Regeln auf einer Ebene ab, die wesentlich komplexer ist. Beide betreffen die Sprache, in der sich das Kind mit seinen Worten an andere Menschen wendet und dadurch Beziehung zu ihnen aufnimmt. Nach dem Ausdrücken innerer Bilder, Ideen und Gedanken im Tanzen ist das Versprachlichen als nächste Stufe anzusehen. Es bedeutet, sich bewußt an andere zu wenden und sich ihnen mitzuteilen, ein Schritt, der für einige Kinder zu früh gewesen sein könnte. Dies zeigte sich unter anderem darin, daß Ansätze, getanzte Geschichten zu versprachlichen und dabei vorgegebene Begriffe auf Bild- oder Wortkarten einzubeziehen, von den Kindern nur zögernd angenommen wurden. Oft war eine Scheu zu beobachten, nach einem Tanzstück darüber zu sprechen. Es fiel den Kindern leichter, ihren Tanz in gemalten Bildern umzusetzen.

Um sprachbeeinträchtigten Kindern das Ausdrücken in ihrer Lautsprache zu erleichtern, sollte eine stärkere Verflechtung von Tanzen und

Sprache eingeplant werden. In gezielten Übungsmöglichkeiten können die Kinder für sie spezifische Formen trainieren. Diese können sich derart gestalten, daß zuschauende Kinder z.B. als Reporter die Tanzenden interviewen und sie über das Stück befragen und dabei Frageformen üben oder das Tanzgeschehen in Form eines Berichtes im 'Fernsehen' wiedergeben und dabei Vergangenheitsformen trainieren. Auch der Lehrer könnte stärker als Modellpartner einbezogen werden. In der vorliegenden Untersuchung wurde dies zum Teil dadurch erschwert, da ich gleichzeitig mit den Kindern arbeitete, beobachtete und mit Videoaufnahmen beschäftigt war.

Ein weiteres Kriterium ist in dem Sprachverhalten der familiären Umwelt des Kindes zu sehen. In vielen Elternhäusern wird dem Gespräch mit dem Kind kaum Bedeutung beigemessen, und die Kinder erfahren von dieser Seite wenig Bereicherung. Auch das nahezu konstante Beibehalten abweichender Formen hinsichtlich der Kasusmarkierung und Kongruenz ist in engem Zusammenhang mit dem Sprachverhalten der Eltern zu sehen, die bei Gesprächen oft ähnliche Unsicherheiten zeigten wie ihre Kinder.

Abschließend kann festgestellt werden, daß sich die Auswirkungen der Förderung durch Künstlerisches Tanzen im selbstsicheren Verhalten der Kinder, im Tanzen selbst und im selbstsicheren Verhalten im Unterricht, in ihrer Fähigkeit ihren Körper koordiniert, flexibel und isoliert zu bewegen, sowie in der Aussprache der Laute zeigen. Die ausgewählten Untersuchungsbereiche beleuchten einige Facetten der kindlichen Persönlichkeit und stellen den Versuch dar, Entwicklung in Zahlen auszudrücken. Die Lebendigkeit und Freude, die die Kinder beim Tanzen erlebten und zeigten, oder das Entfalten ihrer Phantasiewelt im Umsetzen ihrer Gestaltungen können darin nicht zum Ausdruck kommen. Im Tanzen erwarben die Kinder große Kompetenz in ihrem sozialen Verhalten, im Umsetzen ihrer Ideen und Phantasien, im Treffen von Entscheidungen und Lösen von Problemen. Diese Fähigkeiten übertrugen sie auf ihr Lernen, was sie im Übergang zur Grundschule unterstützte, Anne, Lena und Uwe während der Förderung und Iris und Sven nach Abschluß. Es ist schwer zu beurteilen, ob Iris ohne die Förderung durch Künstlerisches Tanzen den Übergang zu diesem Zeitpunkt schon hätte vollziehen können. Das Vertrauen in ihre Persönlichkeit wirkte sich auf ihr Sprachverhalten und Lernen aus.

15. Zusammenfassung und Folgerungen

Durch das Einbeziehen von Künstlerischem Tanzen in den Unterricht mit sprachbeeinträchtigten Kindern suchte ich einen Weg, sie in ihrer Entwicklung zu unterstützen. Das Thema Tanz kann als Faden angesehen werden, der die Arbeit durchzieht und verwebt. Ausgehend von einem ganzheitlichen Menschenbild, wurde zunächst das Phänomen des Tanzes dargestellt, um zu verdeutlichen, daß Tanz mehr ist als eine Technik; er ist selbst ganzheitlich. Verschiedene Ansätze, die dazu beitrugen, den Menschen in seiner Ganzheitlichkeit zu sehen, führten dazu, daß dieses Menschenbild in die Pädagogik Eingang finden konnte und dadurch auch Tanz. Sie repräsentieren den Stand der theoretischen Forschung. Das Thema Tanz wird wiederaufgegriffen unter dem Aspekt des Künstlerischen Tanzens, wie es in dieser Arbeit entwickelt wurde, und in Verbindung mit dem sprachbeeinträchtigten Kind gebracht. Der theoretische Teil schließt mit dem Stand der empirischen Forschung, in dem der Stellenwert und der Einsatz von Tanz in Schulen in ausgewählten Ländern dargestellt werden, und führt über zum praktischen Teil der Arbeit. Nach Vorstellung der Hypothesen werden die Untersuchungsmethodik und der geplante Verlauf der Förderung anhand von Übungsmöglichkeiten dargestellt. Auswirkungen Künstlerischen Tanzens konnten in der Selbstsicherheit der Kinder im Tanzen und im Unterricht, in ihrer Fähigkeit, Körperteile koordiniert, flexibel und isoliert zu bewegen, sowie in einer verbesserten Aussprache der Laute nachgewiesen werden.

Die Förderung spiegelte sich zwar nicht, wie erwartet, in einer Zunahme des Wortschatzes und einer erweiterten grammatischen Kompetenz wider. Die Entwicklungsfortschritte zeigten sich hingegen deutlich im selbstsicheren Verhalten der Kinder und der Entfaltung ihrer körperlichen Möglichkeiten, die als Grundlagen und Voraussetzungen für Entwicklung überhaupt angesehen werden können. Durch die Förderung ist ein Prozeß in Gang gesetzt worden, der noch nicht abgeschlossen ist. Künstlerisches Tanzen kann wesentlich dazu beitragen, die Basisfunktionen, auf die die sprachliche Förderung aufbauen kann, anzuregen, was weitere Entwicklungsschritte in Gang setzen kann. Für die Arbeit mit sprachbeeinträchtigten Kindern sollte eine stärkere Verflechtung von Tanzen und Sprache, mit spezifischen Übungsmöglichkeiten, eingeplant werden.

Das Vertrauen in den eigenen Körper unterstützt selbstsicheres Verhalten und ermöglicht, der Welt aufgeschlossen zu begegnen. Auch wenn die sprachbeeinträchtigten Kinder nie in der Lage sein werden, sich des gesamten sprachlichen Repertoires zu bedienen, kann die Sicherheit in sich als Person sie darin unterstützen, sich trotzdem als vollwertige Menschen anzunehmen.

Durch die Elemente Künstlerischen Tanzens wie Bewegungslehre, Improvisation und Gestaltung werden sowohl das körperliche, emotionale und geistige Wachstum durch das Anregen von Vorstellungen und Empfindungen und das Planen und Strukturieren gefördert. Im Tanz selbst kommen all diese Elemente als eine Einheit zum Ausdruck und können sich über das Tanzen hinaus auf andere Lernbereiche übertragen. Insbesondere beeinträchtigten Kindern kann es einen Raum erschließen, in dem sie sich fähig erleben können. Dieses Lernen spricht jedoch nicht nur beeinträchtigte, sondern alle Kinder an. Als Element eines ganzheitlichen Unterrichts kann es einen wertvollen Beitrag leisten, 'Lebendiges Lernen' Wirklichkeit werden zu lassen und eine Bereicherung des schulischen Fächerkanons darstellen. Es sollte als eigenständiger Bereich in den Lehrplänen aller Schulen enthalten sein.

Daß es möglich ist, in der Institution Schule ein Element wie Künstlerisches Tanzen zu integrieren, zeigt meine Arbeit. Durch mein persönliches Engagement konnte ich den Klassenraum nach meinen Vorstellungen gestalten und mit den Kindern tanzen, neben all den anderen Unterrichtsfächern.

Obwohl Tanzen ein Unterrichtsinhalt neben anderen ist, messe ich ihm eine weitreichendere Bedeutung zu. In der Schule wird sehr das kognitive Lernen betont, und die Leistung steht im Vordergrund. Durch Künstlerisches Tanzen wird das Kind auch in seinem körperlichen und emotionalen Lernen angeregt. Künstlerisches Tanzen kann dazu beitragen, wesentliche Qualitäten wieder zu entdecken und der Orientierungslosigkeit vieler Kinder und Jugendlicher entgegenwirken. Die Grundgedanken der Reformpädagogischen Bewegung, die 'Kräfte' der Kinder zu aktivieren, haben nach wie vor ihre Aktualität. In einer Zeit, in der der technische Fortschritt immer mehr unser Leben bestimmt und menschliche Werte in Vergessenheit zu geraten drohen, sollte es ein politisches Interesse geben, Kindern in der Schule Möglichkeiten und Räume zu schaffen, in denen sich ihre Kreativität, ihr Wachstum und ihre Lebendigkeit, die Kräfte unserer Gesellschaft entfalten können. Im Tanzen begegnen die Kinder einem Lernen, das sie als Personen anspricht und herausfordert und zu ihrer Entwicklung als verantwortungsbewußte Mitglieder der Gesellschaft beitragen kann.

Literatur

Alexander, F.M.: Der Gebrauch des Selbst, München 1985

Association for Supervision and Curriculum Development, Humanistic Education, NEA, Washington 1978, in Fatzer, G.: Ganzheitliches Lernen, Paderborn 1993, 4. Aufl.

Bartenieff, I.: Tanztherapie, in: Tanztherapie - Theorie und Praxis, Paderborn 1992

Bannmüller, E.: Bewegungsvielfalt - ein Prinzip rhythmisch-tänzerischer Gestaltung in der Grundschule, in: Handeln im Sport in Theorie und Praxis Bd.4: Gestaltung in Tanz und Gymnastik, Bremen 1988

Bannmüller, E./Röthig, P.: Grundlagen und Perspektiven ästhetischer und rhythmischer Bewegungserziehung, Stuttgart 1990

Baumgartner, St.: Sprachheilpädagogik als Heilpädagogik - ein Versuch. Die Sprachheilarbeit 39 (1994) 3, 140-151

Becker, E.: Ästhetische Erziehung, St. Augustin 1985

Becker, R.: Sprache und Handlung als Grundlage der Aneignung von Begriffen und der Wortschatzerweiterung, in: Handbuch der Sprachtherapie, Bd.3 Störungen der Semantik, Berlin 1991

Begemann, E.: "Sprache": individuell spezifische und doch auch "gemeinsame" Lebenswirklichkeit und tradierte Kultur. Die Sprachheilarbeit 40 (1995) 1, 3-41

Benzwie, T.: A Moving Experience, New York 1988

Best, D.: Expression in Movement and the Arts, Edinburgh 1974

Bielefeld, J.: Zur Begrifflichkeit und Strukturierung der Auseinandersetzung mit dem eigenen Körper, in: Bielefeld, J.: Körpererfahrung, Göttingen 1991, 2. Aufl.

Bielefeld, Ch./Bielefeld. J.: Körperkenntnis - Das faktische Wissen über Bau und Funktion des eigenen Körpers und seiner Teile, in: Bielefeld, J.: Körpererfahrung, Göttingen 1991, 2. Aufl.

Bischof, M./Mahler, M.: Tanz in der Schule, Symposiumsbericht, Bern 1986

Bischof, M.: Tanz in der Schule, Bern 1988

Bischof, M./Stadler, P.: Tanz in der Schule 3, Bern 1994

Bollnow, O.F.: Die Macht des Worts, Essen 1971, 3. Aufl.

Bollnow, O.F.: Die anthropologische Betrachtungsweise in der Pädagogik, Essen 1975, 3. Aufl.

Bollnow, O.F.: Sprache und Erziehung, Stuttgart, Berlin, Köln, Mainz 1979, 3. Aufl.

Bollnow, O.F.: Anthropologische Pädagogik, Bern, Stuttgart 1983, 2. Aufl.

Brinson, P.: Dance as Education Towarts a National Dance Culture, London, New York, Philadelphia 1991

Brown, G.I.: Confluent Education: exploring the affective domain, College Board Review, 80 (1971) Summer, 5-10

Brown, G.I.: Bewußtseinstraining und Kreativität, in: Brown, G.I.(Hrsg.): Gefühl und Aktion, Frankfurt 1978

Buber, M.: Schriften zur Philosophie Bd.I, München, Heidelberg 1962

Buber, M.: Urdistanz und Beziehung, Heidelberg 1978, 4. Aufl.

Buber, M.: Das Problem des Menschen, Heidelberg 1982, 5. Aufl.

Buber, M.: Ich und Du, Heidelberg 1983, 11. Aufl.

Buber, M.: Das dialogische Prinzip, Heidelberg 1984, 5. Aufl.

Buber, M.: Reden über Erziehung, Heidelberg 1986, 7. Aufl.

Bühler, Ch.: Basic theoretical Concepts of Humanistic Psychology, American Psychologist (1971) 4

Bühler, Ch.: Einführung in die Humanistische Psychologie, Frankfurt, Berlin, Wien 1983

Burow, O.-A.: Lernziel Menschlichkeit, München 1981

Burow, O.-A.: Was ist Gestaltpädagogik? 42 Pädagogik (1990) 5, 6-10

Buytendijk, F.F.J.: Zur allgemeinen Psychologie des Tanzes, Leibeserziehung (1955) 3

Buytendijk, F.F.J.: Allgemeine Theorie der menschlichen Haltung und Bewegung, Berlin, Heidelberg 1956

Clahsen, H.: Profilanalyse, Berlin 1986

Clahsen, H.: Normale und gestörte Kindersprache, Amsterdam, Philadelphia 1988

Coe, D.: The Metamorphosis of Youth through Dance in Education, in: Young people dancing, London 1988, 49-56

Cole, N.R.: The Arts in the Classroom, New York 1940

Cohn, R.: Von der Psychoanalyse zur Themenzentrierten Interaktion, Stuttgart 1976

Cohn, R.: Themenzentrierte Interaktion. Ein Ansatz zum Sich-Selbst- und Gruppenleiten; in: Die Psychologie des 20. Jh., Bd.VIII, 1979, 873-883

Cohn, R.: An was ich denke, wenn ich "Humanistische Psychologie" sage? Zeitschrift f.Hum.Psych. 3. Jg. (1980 b) 4
Combs, A.: Humanistische Pädagogik - zu zart für eine harte Welt? in: Fatzer, G .: Ganzheitliches Lernen, Paderborn 1993, 4. Aufl.
Dannenbauer, F.M.: Ist der kindliche Dysgrammatismus grammatisch. Die Sprachheilarbeit 34 (1989) 4, 151-169
Dannenbauer, F.M : Grammatik, in: Baumgartner, S./Füssenich, I.(Hrsg.): Sprachtherapie mit Kindern, München 1994, 2. Aufl.
Danner/Müller/Wieland: Zum Menschen erziehen, Frankfurt 1985
Deharde, T.F.: Tanz-Improvisation, Bern, Stuttgart 1978
Dehmer, B.: Tanz in der Schule, Köln 1989 (unveröffentl. Diplomarbeit Sporthochschule Köln)
Dennison, G.: Lernen in Freiheit, Frankfurt 1971
Dimondstein, G.: The place of Dance in General Education Journal of Aesthetic Education, Vol.19, Winter (1985) 4, 77-84
Dilthey, W.: Gesammelte Schriften, Bd.V, Die geistige Welt, Stuttgart 1961
Drefke, H.: Träume, in: Fritsch, U. (Hrsg.): TANZEN, Hamburg 1985
Duden: Herkunftswörterbuch, Duden Bd.7, Mannheim, 1963
Duden: Bedeutungswörterbuch, Duden Bd.10, Mannheim, Wien, Zürich 1985
Dürckheim, K. Graf: Vom Leib der man ist in pragmatischer Sicht, in: Petzold, H.: Psychotherapie und Körperdynamik, Paderborn 1981
Dürckheim, K. Graf: Erlebnis und Wandlung, Bern, München, Wien 1985
Dürckheim, K. Graf: Der Ruf nach dem Meister, Bern, München, Wien 1986
Dysgrammatiker-Prüfmaterial von Frank/Grziwotz, Ravensburg, o.J.
Eckert, R.: Auswirkungen psychomotorischer Förderung bei sprachentwicklungsgestörten Kindern, Frankfurt 1985
Eggert, K.: Grußwort in: Bischof, M./Mahler, M.: Tanz in der Schule, Bern 1986
Eggert, D.: Theorie und Praxis der psychomotorischen Förderung, Dortmund 1994
Eggert, D./Lütje, B.: Psychomotorik in der (Sonder)Schule? Praxis der Psychomotorik (1991) 3, 156-168
Espenak, L.: Tanztherapie, Dortmund 1985
Fatzer, G.: Ganzheitliches Lernen, Paderborn 1993, 4. Aufl.

Fischle, C.: Tanz-Improvisationen, Zürich 1983
Fowler, Ch.: Dance as Education, Washington D.C. 1977
Friedman, M.: Dialog zwischen Martin Buber und Carl Rogers, Integrative Therapie 18 (1992), 245-260
Fritsch, U.: Tanzunterricht an Allgemeinbildenden Schulen in der BRD - eingeklemmt zwischen Sport und Kommerz in: Bischof/Mahler, M.: Tanz in der Schule, Bern 1986
Fritsch, U.: Tanz, Bewegungskultur, Gesellschaft, Frankfurt 1992
Frostig, M.: Bewegungserziehung - Neue Wege der Heilpädagogik, München, Basel 1985
Füssenich, I.: Semantik, in: Baumgartner,S./Füssenich, I. (Hrsg.): Sprachtherapie mit Kindern, München 1994, 2. Aufl.
Goldstein, K.: Der Aufbau des Organismus, Haag, 1934
Goodlad, J.: Die Schwierigkeit mit der humanistischen Pädagogik, in: Fatzer, G.: Ganzheitliches Lernen, Paderborn 1993, 4. Aufl.
Goodman, P.: Das Verhängnis der Schule, Frankfurt 1975
Goodman, P.: Freiheit und Lernen, in: Neue Sammlung 5 (1969) 419-427
Grohnfeldt, M.: Erhebung zum altersspezifischen Lautbestand bei drei-bis sechsjährigen Kindern. Die Sprachheilarbeit 25 (1980) 5, 169-177
Grohnfeldt, M.: Grundlagen der Therapie bei sprachentwicklungsgestörten Kindern, Berlin 1985
Grohnfeldt, M.: Menschenbilder in der Sprachbehindertenpädagogik. Die Sprachheilarbeit, 32 (1987) 1, 1-9
Grohnfeldt, M.: Störungen der Sprachentwicklung, Berlin 1989
Grohnfeldt/Homburg/Teumer.: Ansatzpunkte einer veränderten Sprachheilpädagogik in Deutschland. Die Sprachheilarbeit 34 (1991) 6, 252-269
Günther, D.: Der Tanz als Bewegungsphänomen, Wesen und Werden, Reinbek bei Hamburg 1962
Günther, K.-B.: Probleme der Diagnostik lexikalisch-semantischer Störungen, in: Handbuch der Sprachtherapie, Bd.3 Störungen der Semantik, Berlin 1991
Hayakawa, S.I.: Semantik, Allgemeine Semantik und verwandte Disziplinen in: Schwarz, G.: Wort und Wirklichkeit, Darmstadt 1967
H'Doubler, M.N.: Dance, Wisconsin 1983, 9. Aufl.
Heidegger, M.: Platons Lehre von der Wahrheit, Bern 1975, 3. Aufl.
Heidegger, M.: Sein und Zeit, Tübingen 1984, 15. Aufl.

Heidegger, M.: Unterwegs zur Sprache, Stuttgart 1993, 10. Aufl.

Hillman, A.: Concepts and Elements of Confluent Education, DRICE Monograph No.3, 1973

Hilsendager, S.: In Transition - American Dance Education, Journal of Physical Education, Recreation & Dance, (1990) Feb., 47-51

Hinkley, C.: Creativity in Dance, Sydney 1980

Homburg, G.: Konzepte und Ansatzpunkte der Dysgrammatismustherapie, in: Grohnfeldt, M. (Hrsg.): Handbuch der Sprachtherapie, Bd.4 Störungen der Grammatik, Berlin 1991

Horney, K.: Neurose und menschliches Wachstum, Frankfurt am Main 1988

Hubert, A.: Das Phänomen Tanz: gesellschaftstheoretische Bestimmung des Wesens vom Tanz, Hamburg 1993

Humboldt, W.V.: Gesammelte Schriften, Hrsg.: Leitzmann, A., Berlin 1968, 4 (Nachdruck von 1905)

Humboldt, W.v.: Bildung und Sprache. Eine Auswahl aus seinen Schriften. Besorgt von Menze, C., Paderborn 1959

Humboldt, W.v.: Schriften zur Sprache, Stuttgart 1985

Humphrey, D.: Die Kunst Tänze zu machen, Wilhelmshaven 1985

Humphrey, J.H.: Child Development and Learning through Dance, New York 1987

Husserl, E.: Ideen zu einer reinen Phänomenologie und phänomenologischen Psychologie, erstes Buch. Allgemeine Einführung in die reine Phänomenologie, Hrsg.: Biemel, W., Haag 1950

Husserl, E.: Die reine Phänomenologie, ihr Forschungsgebiet und ihre Methode, in: Aufsätze und Vorträge, Dordrecht 1987

Jacobs, D.: Bewegungsbildung/Menschenbildung, Wolfenbüttel 1985, 2. Aufl.

Jaspers, K.: Philosophie, Bd.II Existenzerhellung, Berlin, Heidelberg, New York 1973, 4. Aufl.

Key, E.: Das Jahrhundert des Kindes, Berlin 1905

Kierkegaard, S.: Die Krankheit zum Tode 1985, 3. Aufl.

Kiphard, E.J.: Bewegungs- und Koordinationsschwächen im Grundschulalter, Stuttgart 1973, 2.Aufl.

Kiphard, E.J.: Motopädagogik, Dortmund 1992, 5. Aufl.

Knowles, P./Sande, R.: Dance Education in American Public Schools, Urbana, Il. 1991

Knura, G./Neumann, B.: Pädagogik der Sprachbehinderten, Berlin 1982
Kolberg, G.: Vom Aufbruch bis zur Verfemung, in: Kolberg, G. (Hrsg.): Die Expressionisten, Köln 1996
Kraus, R.: History of the Dance in Art and Education, Englewood Cliffs, N.J. 1981
Krimm-von Fischer, C.: Rhythmik und Sprachanbahnung, Heidelberg 1986
Laban, R.v.: Die Welt des Tänzers, Stuttgart-Heilbronn 1922
Laban, R.v.: The mastery of movement, Plymouth 1980
Laban, R.v.: Der moderne Ausdruckstanz, Wilhelmshaven 1984, 2. Aufl.
Lamnek, S.: Qualitative Sozialforschung, Bd.1 Methodologie, München, Weinheim 1988
Lamnek, S.: Qualitative Sozialforschung, Bd.2 Methoden und Techniken München 1989
Langeveld, M.J.: Studien zur Anthropologie des Kindes, Tübingen 1968, 2. Aufl.
Lichtwark, A.: Die Einheit der künstlerischen Erziehung, in: Kunsterziehung, Ergebisse und Anregungen der Kunsterziehungstage in Dresden, Weimar und Hamburg, Leibzig 1929
Lütje-Klose, B./Chauniere, J.-M./Egert, D.: Sonderpädagogische Psychomotorik, Motorik 18 (1995) 3, 98-108
Lowden, M.: Dancing to Learn, Bristol 1989
Lowen, A.: Körperausdruck und Persönlichkeit, München 1981
Magruder, .: Imagery and Improvisation in Dance in the Schools, Journal of physical Education, Recreation and Dance, (1981) March, 76-78
Mahler, M.: Kreativer Tanz, Gümligen/Schweiz 1985, 5. Aufl.
Marcel, G.: Leibliche Begegnung, in: Petzold, H.: Leiblichkeit, Paderborn 1985
Maslow, A.H.: Psychologie des Seins, Hamburg 1981, 2. Aufl.
Maslow, A.H.: Motivation und Persönlichkeit, Hamburg 1987
Masters, R./Houston, J.: Bewußtseinserweiterung über Körper und Geist, München 1983
Mattner, D.: Zur Hermeneutik der Körpersprache, in: Lotzmann, G. (Hrsg.): Körpersprache, München 1993
May, R.: Der Mut zur Kreativität, Paderborn 1987
Mc Fee, G.: The concept of Dance Education, London 1994
Mettler, B.: Tanz als Lebenselement, Zürich 1984

Merleau-Ponty, M.: Phänomenologie der Wahrnehmung, Berlin 1966

Meyers Enzyklopädisches Lexikon, Mannheim 1973 Bd.8

Motsch, H.-J.: Sprach- oder Kommunikationstherapie, in: Grohnfeldt,M. (Hrsg.): Handbuch der Sprachtherapie, Bd.1 Grundlagen der Sprachtherapie, Berlin 1996

Mrazek, J.: Einstellungen zum eigenen Körper - Grundlagen und Befunde, in: Bielefeld, J.: Körpererfahrung, Göttingen 1991, 2. Aufl.

Müller, B.: Motopädagogische Förderung mit dem Schwerpunkt tänzerischer Bewegungserziehung 1989 (unveröffentl. Examensarbeit an der Erziehungswissenschaftlich-Heilpädagogischen Fakultät in Köln)

Murray; R.L.: Dance in Elemantary Education, New York 1975

Olbrich, I. (Hrsg.): Frühförderung behinderter und von Behinderung bedrohter Kinder, Dortmund 1985

Orthmann, W.: Geschichte der Sprachbehindertenpädagogik, in: Knura/ Neumann, (Hrsg.): Handbuch der Sonderpädagogik, Berlin 1980

Ottendorf, H.: Richtlinien für die körperliche Erziehung an den höheren Mädchenschulen Preußens, Berlin 1926

Perls, F.S.: Grundlagen der Gestalt-Therapie, München 1979, 3. Aufl.

Perls, F.S.: Gestalt, Wachstum-Integration, Paderborn 1987, 3. Aufl.

Perls, F.S.: Gestalt-Therapie in Aktion, Stuttgart 1988, 5. Aufl.

Perls/Hefferline/Goodman: Gestalt-Therapie. Stuttgart 1981, 2. Aufl.
a) Lebensfreude und Persönlichkeitsentfaltung
b) Wiederbelebung des Selbst

Perrottet, C.: Über Tanz und Bewegung, Zürich 1976

Perrottet, C.: Ausdruck in Bewegung und Tanz, Stuttgart 1983

Peter-Bolander, M.: Tanzen in der Schule, seine Stellung und Bedeutung, in: Bischof, M./Mahler, M.: Tanz in der Schule, Bern 1986

Petermann, F./Hehl, F.-J.: Einzelfallanalyse, München, Wien, Baltimore 1979

Petzold, H.: Einführung, in: Petzold, H./Brown, G.I.: Gestaltpädagogik, 1977

Petzold, H.: Vorwort zur deutschen Ausgabe, in: Brown, G.I. (Hrsg.): Gefühl und Aktion, Frankfurt/Main 1978

Petzold, H.: Die Medien der integrativen Pädagogik, in: Petzold, H./ Brown, G.I.: Gestaltpädagogik, 1977

Petzold, H.: Leben ist Bewegung, Motorik 17 (1994) 1, 2-9

Petzold, H./Brown, G.I.: Gestaltpädagogik, München 1977

Petzold, H./Mathias, U.: Integrative Erziehung mit Verhaltensgestörten und behinderten Kindern, in: Brown, G.I. (Hrsg.): Gefühl und Aktion, Frankfurt/Main 1978

Petzold, H./Sieper, J.: Quellen und Konzepte Integrativer Agogik, in: Petzold/Brown: Gestaltpädagogik, München 1977

Peuser, G.: Einführung in die Patholinguistik, Teil 2: Patholinguistische Spontandiagnostik, Uni-Skript , Köln WS 1990/91

Phillips, M.: Confluent Education als Integrative Pädagogik. Die Anwendung von Gestaltprinzipien im Unterricht, in: Brown, G.I. (Hrsg.): Gefühl und Aktion, Frankfurt/Main 1978

Porzig, W.: Das Wunder der Sprache, Tübingen, Basel 1993, 9. Aufl.

Purcell, TH.M.: The Use of Imagery in Children's Dance - Making it Work, Journal of physical Education, Recreation and Dance, February 1990, 22-23

Quitmann, H.: Humanistische Psychologie, Göttingen 1985

Rapoport, A.: Semantik in: Wort und Wirklichkeit, Darmstadt 1967, 2. Aufl.

Richtlinien und Lehrpläne für die Grundschule in NRW 1973. Die Schule in Nordrhein-Westfalen. Eine Schriftenreihe des Kultusministers, Heft 42, Ratingen 1973

Richtlinien für die körperliche Erziehung an höheren Mädchenschulen Preußens, Hrsg. Ottendorf, H., Berlin 1926

Richtlinien und Lehrpläne für den Sport in den Schulen im Lande Nordrhein-Westfalen, Bd.II, Verbindliche Sportbereiche und Sportarten. Eine Schriftenreihe des Kultusministers Köln 1980/81

Rodenwaldt, H.: Der dialogische Ansatz zur Diagnose und Förderung sprachbeeinträchtigter Kinder, Frankfurt 1990

Rolf, I.P.: Rolfing - Strukturelle Integration, München 1989

Rogers, C.R.: Entwicklung der Persönlichkeit, Stuttgart 1976

Rogers, C.R.: Lernen in Freiheit, München 1977

Rogers, C.R.: Die Kraft des Guten, München 1978

Rogers, C.R.: Die Person als Mittelpunkt der Wirklichkeit, Stuttgart 1980

Rogers, C.R.: Die nicht-direktive Beratung, Frankfurt 1992

Röhrs, H.: Die Reformpädagogik und ihre Perspektiven für eine Bildungsreform, Donauwörth 1991

Röhrs, H.: Die Reformpädagogik, Weinheim 1994, 4. Aufl.

Rothe, K.S.: Die Umerziehung, Halle 1929

Röthig, P.: Zur Theorie des Rhythmus, in: Bannmüller, E./Röthig, P. (Hrsg.): Grundlagen und Perspektiven ästhetischer und rhythmischer Bewegungserziehung, Stuttgart 1990

Rose, B.: Leap to Life: dance play and the language dysfunction child, in: Young People Dancing: an international perspective, Vol 2, Dance in Special Education and Dance as Therapy, London 1988

Russel, J.: Creative Dance in the Primary School, London 1975

Sacks, O.: Der Mann, der seine Frau mit einem Hut verwechselte, Hamburg 1995

Saunders, J.: Body as Heart, unveröffentlichtes Manuskript

Saunders, J.: Großartiges liegt auf der Hand, Kölner Stadtanzeiger, Nr.198, Aug. 1995

Scharrelmann, H.: Zur Vertiefung der Kunstbewegung, in: Lorenzen, H. (Hrsg.): Die Kunsterziehungsbewegung, Bad Heilbrunn 1966

Scheibe, W.: Die reformpädagogische Bewegung, Weinheim und Basel 1994, 10. Aufl.

Schoop, T.: ... komm und tanz mit mir! Zürich 1981, 2. Aufl.

Shreeves, R.: children dancing, London 1979

Smith-Autard, J.M.: The Art of Dance in Education, London 1994

Sommer, A.: Rhythmisch-musikalische Erziehung und Therapie bei stotternden Kindern und Erwachsenen, in: Rhythmische Erziehung 1993, 1, 38f

Sorell, W.: Knaurs Buch vom Tanz, München, Zürich 1969

Spolin, V.: Improvisationstechniken, Paderborn 1985

Stegmüller, W.: Hauptströmungen der Gegenwartsphilosophie, Stuttgart 1989

Steiner, R.: Eurythmie, Dornach 1986

Stinson, S.: Dance for Young Children, Virginia 1988

Straus, E.: Vom Sinn der Sinne, Berlin, Göttingen, Heidelberg 1956, 2. Aufl.

Unterrichtsempfehlungen - Sekundarstufe I, Sport, Hrsg.: Der Kultusminister des Landes Nordrhein-Westfalen, Düsseldorf 1974

Völker, U.: Humanistische Psychologie, Weinheim und Basel 1980

Weizsäcker, V.v.: Der Gestaltkreis, Stuttgart New York 1986, 5. Aufl.

Westrich, E.: Zum Sprachlichwerden - und den Bedingungen sprachlicher Unzulänglichkeiten. Der Sprachheilpädagoge 21 (1989) 1, 1-24

Westrich, E.: Zur Bedeutung der Sprachtherapie, in: Integrative Sprachtherapie, Berlin 1995

Wigman; M.: Die Sprache des Tanzes, München 1986, 2. Aufl.

Wilke, E./Hölter, G./Petzold,H. (Hrsg.): Tanztherapie - Theorie und Praxis Paderborn 1992, 2. Aufl.

Wilke, E.: Tanztherapie - Grundzüge der Entwicklung tanztherapeutischer Praxis und Theorie, in: Wilke, E./Hölter, G./Petzold, H. (Hrsg.): Tanztherapie - Theorie und Praxis, Paderborn 1992, 2. Aufl.

Williams, G.: Dance, language development and the young child, Early Child Development and Care, Vol.79 (1992), 107-124

Williams, G.: Development communication through movement and dance, in: Early Child Development and Care, Vol.81 (1992), 109-115

Willis, CH.M.: Factors that Affect Dance Progamms, Journal for Physical Education, Recreation and Dance April (1995), 58-63

Willis, CH.M.: Creative Dance Education - Establishing a Positive Learning Environment, Journal for Physical Education, Recreation and Dance, Aug. (1995), 16-20

Willis, CH.M.: Creative Dance - How to Increase Parent and Teacher Awareness, Journal for Physical Education, Recreation and Dance, May-June (1995), 48-53

Wosien, M.-G.: Tanz im Angesicht der Götter, München 1974

Wygotski, L.S.: Denken und Sprechen, Frankfurt 1986

Yeomans, T.: Gestalt, Psychosynthese und Integrative Erziehung, in: Brown, G.I.: Gefühl und Aktion, Frankfurt 1978

Young People Dancing: An International Perspective, London 1988

Zuckrigl, H./Helbig, H.: Rhythmik hilft behinderten Kindern, München, Basel 1994

Wolfgang I. Schöllhorn

Systemdynamische Betrachtung komplexer Bewegungsmuster im Lernprozeß

Prozeßorientierte Strukturierung der Entwicklung eines Bewegungsablaufs mit Hilfe biomechanischer Beschreibungsgrößen

Frankfurt/M., Berlin, Bern, New York, Paris, Wien, 1998. 275 S., 40 Abb., 26 Tab.
Sportpsychologie. Herausgegeben von Henning Haase. Bd. 3
ISBN 3-631-32454-2 · br. DM 79.–*

Aus einer kritischen Diskussion kognitionspsychologisch und mechanisch orientierter Ansätze der Bewegungsanalyse leitet der Autor eine ganzheitliche und trotzdem quantitative Analyse des Lernfortschritts bei komplexen Bewegungsformen ab. Auf der Basis neuester Forschungsergebnisse aus den Bereichen der Neurobiologie, Gehirnphysiologie, Nichtlinearen Dynamik und Synergetik wird ein systemdynamisches Modell entwickelt, das eine gestalthafte Bewegungsbeschreibung erlaubt. Im Unterschied zu den traditionellen, vorwiegend zustandsorientierten Modellen gestattet das entwickelte Modell auf der Grundlage des Verlaufsaspekts die Analyse bisher stark vernachlässigter Bewegungsqualitäten. Am Beispiel einer komplexen Wurfbewegung werden, neben individuellen Wurfstilen, überdauernde qualitative Änderungen der Wurftechnik diagnostiziert, die mittels zustandsorientiertem Ansatz nicht zu identifizieren sind.
Aus dem Vorwort: „Die vielbeschworene Rede von der Interdisziplinarität mit ihren Leerformeln wird hier mustergültig mit Substanz gefüllt“ (Prof. Dr. Haase, Psychologe).

Aus dem Inhalt: Bewegungs- und Lernmodelle · Resultat- versus prozeßorientierte Forschungsansätze · Programmorientierte Modelle · Systemdynamik · Synergetik · Neurophysiologische Korrelate Biomechanischer Merkmale · Selbstorganisation und Plastizität des Großhirns · Analyse zeitkontinuierlicher Bewegungsmuster · Zeitskalen und Bewegungsanalyse · Methodik · Ergebnisse und Ausblick